DIE VERTHEILUNG
DER BLUTGEFÄSSE
IN DER HAUT.

VON

DR. MED. WERNER SPALTEHOLZ,
A. O. PROFESSOR AN DER UNIVERSITÄT LEIPZIG.

MIT DREI ABBILDUNGEN IM TEXT UND SECHS TAFELN.

LEIPZIG,
VERLAG VON VEIT & COMP.
1893.

DIE VERTHEILUNG
DER BLUTGEFÄSSE
IN DER HAUT.

Von

Dr. med. WERNER SPALTEHOLZ,
A. O. PROFESSOR AN DER UNIVERSITÄT LEIPZIG.

MIT DREI ABBILDUNGEN IM TEXT UND SECHS TAFELN.

LEIPZIG,
VERLAG VON VEIT & COMP.
1893.

Aus dem „Archiv für Anatomie und Physiologie 1893, Anat. Abth."
besonders abgedruckt!

Druck von Metzger & Wittig in Leipzig.

Gelegentlich meiner Versuche, die Vertheilung der Blutgefässe im Muskel näher kennen zu lernen,[1] wurde ich auf einige Eigenthümlichkeiten der Gefässvertheilung in der Hundehaut aufmerksam, die mich veranlassten, diese Verhältnisse einer erneuten Bearbeitung zu unterziehen.

Unsere Kenntnisse auf diesem Gebiete fussen der Hauptsache nach immer noch auf der Arbeit von Tomsa,[2] und es ist seitdem den Thatsachen, welche dieser Forscher fand, für die menschliche Haut wenig Neues hinzugefügt worden; nur W. Stirling[3] hat die Gefässverhältnisse an der Haut des Hundes einer genaueren Bearbeitung unterzogen. Auch aus diesem Grunde schien es daher nicht unthunlich, zu versuchen, ob es nicht gelänge, durch Anwendung verbesserter Methoden die Bahnen des Blutstromes genauer kennen zu lernen und somit vielleicht einen kleinen Schritt weiter zu kommen in unseren Kenntnissen über die localen Vorbedingungen der hydraulischen Vorgänge in der gesunden Haut.

---

[1] Die Vertheilung der Blutgefässe im Muskel. *Abhandlungen der k. sächs. Ges. der Wiss.* Math.-phys. Cl. Bd. XIV.

[2] Beiträge zur Anatomie und Physiologie der menschlichen Haut. *Archiv für Dermatol. und Syph.* 1873. I. Heft. Ich citire nach einem Separatabdruck.

[3] Beiträge zur Anatomie der Cutis des Hundes. *Berichte der math.-phys. Classe der k. sächs. Ges. der Wiss.* Bd. XXVII. S. 221–231. (Auch *Arbeiten aus der physiol. Anstalt zu Leipzig.* X. Jahrg. 1875. S. 101—111.

Meine ersten Befunde datiren, wie oben erwähnt, ungefähr vier Jahre zurück und wurden am Hund und am menschlichen Neugeborenen erhalten. Seit Veröffentlichung der erwähnten Arbeit bin ich bis jetzt mit geringen Unterbrechungen mit dem Thema beschäftigt gewesen. Die in diesen Zeitraum fallende Publication der Arbeit von C. Manchot[1] liess die Fortsetzung meiner Untersuchungen nicht überflüssig erscheinen, da dieser Autor bei der Bearbeitung des Themas von anderen Gesichtspunkten ausging und andere Ziele verfolgte, und somit ein grosser Theil der mich besonders interessirenden Fragen noch unerledigt zurückblieb. Um diese zu lösen, mussten neue Methoden gefunden, beziehentlich altbewährte den der Haut eigenthümlichen Verhältnissen in geeigneter Weise angepasst werden.

Sind nun auch meine Untersuchungen leider noch nicht soweit gediehen, dass ich wenigstens von einem vorläufigen Abschluss derselben sprechen könnte, so habe ich mich doch entschlossen, schon jetzt die Befunde zusammenzustellen, erstens, da ich glaube, dass sie einiges Interessante bieten und schon Schlussfolgerungen auf das Vorhandensein eigenthümlicher Einrichtungen in der Haut gestatten, und zweitens, da ich befürchte, dass andere grössere Arbeiten mich von einer schnellen Weiterführung der vorliegenden abhalten werden.

Die Arbeit ist im Anschluss an meine Abhandlung über die Muskelgefässe im physiologischen Institut auf Veranlassung des Hrn. Prof. C. Ludwig begonnen und später in der anatomischen Anstalt, auf der topographischen Abtheilung, fortgeführt worden.

Als Untersuchungsmaterial dienten Anfangs namentlich Hunde und menschliche Neugeborene; später habe ich mehr und mehr menschliche Erwachsene benutzt und mich zuletzt auf diese beschränkt. Ich werde deshalb auch in erster Linie die Verhältnisse schildern, wie ich sie beim erwachsenen Menschen gefunden habe und nur anhangsweise das mittheilen, was ich an dem menschlichen Neugeborenen und dem Hund feststellen konnte.

Ich bin dabei bemüht gewesen, sämmtliche Körperregionen in den Kreis meiner Beobachtungen zu ziehen, jedoch standen mir leider für den erwachsenen Menschen, da ich principiell nur ganz frische Leichen benutzt habe, nur eine untere Körperhälfte (oberhalb des Zwergfelles durchschnitten) sowie einzelne Beine und Arme zur Verfügung; ganze obere Hälften und namentlich die Kopfhaut konnte ich beim Erwachsenen erst in der allerjüngsten Zeit injiciren, die Resultate aber nicht mehr für diese Arbeit berücksichtigen.

Die Methoden, welche ich anwandte, waren in der Hauptsache dieselben, wie ich sie für die Darstellung der Muskelgefässe gebraucht, nur

[1] *Die Hautarterien des menschlichen Körpers.* Leipzig 1889.

wurden sie entsprechend modificirt. Zum Injiciren benutzte ich nur Leimmassen, die 10 Procent feinste französische Gelatine enthielten, und die für die Darstellung der Arterien mit feinstem Ultramarin (im Verhältniss 30 ^{grm} zu 100 ^{grm} Leimlösung),[1] für die der feinsten Arterien, Capillaren und Venen mit Carmin und mit Lampenruss gefärbt waren.[2] Von der schwarzen Masse ziehe ich für Doppelinjectionen eine vor, deren Körnchen etwas gröber sind, so dass diese nicht so leicht die Capillaren passiren. Zur weiteren Bearbeitung wurde dann die Haut stets vorsichtig mit dem Fettpolster und womöglich mit den darunter liegenden Fascien von Muskeln, Sehnen und Knochen abpraeparirt, auf grosse Bretter ausgebreitet, von allen Seiten möglichst gleichmässig angespannt und an den Rändern festgenagelt. Darnach kamen die Hautstücke mit den Brettern auf 2 bis 3 Tage in 96 procentigen Alkohol, wurden nach dieser vorläufigen Härtung wieder von der Unterlage abgenommen und, soweit dies nicht schon vorher geschehen war, von der Epidermis befreit. Diese Manipulation ist für die Anfertigung von Flächenpraeparaten unbedingt nothwendig. Die grössten Stücke der Epidermis gehen ja bei der Vorwärmung für die Injection ab, auch wenn man, wie ich, möglichst niedrige Temperaturen anwendet; sonst genügte meist eine kurze Behandlung der betreffenden Stellen mit Essigsäurelösungen, um die Epidermis so zu lockern, dass sie ohne Mühe abgeschabt werden konnte. Bei Thieren muss an die Stelle dieser Procedur ein sehr sorgfältiges Rasiren der Haut treten.[3]

Je nach den angewandten Injectionsmassen wurden nun aus den Hautstücken verschiedenerlei Praeparate angefertigt. Zur Darstellung der gröberen Verhältnisse wurden aus den mit Ultramarinleim injicirten entweder Flächenpraeparate hergestellt, bei denen dann meistens das ganze Fettpolster mit oder ohne die Fascien an der Cutis verblieb, oder es wurden von bestimmten Stellen Querschnitte genau senkrecht zur Oberfläche und meistens $^1/_3$ bis $^3/_4$ ^{cm} dick gemacht. Für diese Zwecke wurden die Hautstücke genau so behandelt, wie jedes mikroskopische Praeparat, d. h. sie kamen

[1] Für grosse Praeparate und damit sich die Massen längere Zeit halten, löste ich den Leim mit Vortheil in 5 procentiger Carbolsäurelösung auf.

[2] Letztere Massen wurden, wie schon früher, von Hrn. Dr. G. Grübler, Leipzig, Bayerische Strasse, nach Vorschrift angefertigt und können von ihm bezogen werden. Für die Anwendung der Carminmasse ist dabei zu bemerken, dass man gut thut, sie vor der Injection nochmals mit einigen Tropfen officineller (30 procentiger) Essigsäure anzusäuren, und dass es, um Imbibitionen zu vermeiden, nöthig ist, erstens möglichst kleine Theile zu injiciren, zweitens aber jedenfalls das Praeparat sofort nach Vollendung der Injection in möglichst starken gekühlten (Eis-) Alkohol zu legen und sobald als möglich in kleine Stücke zu zerschneiden oder wenigstens von der Haut zu befreien.

[3] Es scheint mir nicht überflüssig darauf hinzuweisen, dass man von Thieren stets nur möglichst pigmentarme benutzen soll.

erst entsprechend lange Zeit in absoluten Alkohol, der eventuell einmal gewechselt wurde, dann ebenso in Xylol und dann in Canadabalsam. Wenn man, wie ich, geeignete grosse flache Kästen zur Verfügung hat, in die man sehr grosse Stücke einlegen kann, so rathe ich, die Stücke vorher möglichst wenig zu zerschneiden und sich nicht der Möglichkeit zu berauben, erst an den in Xylol durchsichtig gemachten Hautstücken sich diejenigen Stellen herauszusuchen, die man herausschneiden und einbetten will. Das Einbetten in Canadabalsam ist der schwierigste Theil, und ich habe mir im Laufe der Zeit eine eigene Methodik dafür herausgebildet, so dass ich es schliesslich wagen konnte, Praeparate von ganz abnormen Dimensionen (fast $^1/_9$ qm Fläche) und mit einer bis zu 2 cm dicken Balsamschicht ohne Luftblasen und so fest herzustellen, dass sie den, allerdings vorsichtigen, Transport zum Berliner internationalen Congress ohne Schaden ausgehalten haben. Genauere Angaben über Einzelheiten will ich als nicht wesentlich unterlassen und, wenn es wünschenswerth erscheinen sollte, lieber an anderer Stelle einmal veröffentlichen.[1]

Auf diese Weise gelingt es wider Erwarten gut, grosse und bis 2 cm dicke Hautstücke so durchsichtig zu machen, dass mit einem Schlage die ganze gröbere Gefässvertheilung klar vor Augen liegt; ja, nicht zu dicke Praeparate und Flachschnitte vertragen die Anwendung starker Lupen- (in besonders günstigen Fällen sogar schwacher Mikroskop-) Vergrösserungen sehr gut und zeigen erst dann eigentlich den ganzen Reichthum ihrer Formenschönheit.

Für die Darstellung der feinsten Gefässe und Capillaren wurden von doppelt injicirten Hautstücken namentlich Serien von Flachschnitten, die möglichst genau parallel der Oberfläche geführt waren, und Serien von Schnitten genau senkrecht dazu gemacht. Wegen gewisser, später zu erwähnender topographischer Beziehung kleinster Gefässe zu den Riffen an Hand und Fuss wurden bei den Querschnitten die Richtungen parallel diesen Riffen und senkrecht zu ihnen bevorzugt.

Mit grossem Vortheil habe ich für die mikroskopische Betrachtung der Praeparate stereoskopische Oculare benutzt; ja ich möchte behaupten, dass sich gewisse Einzelheiten kaum ohne die Anwendung derselben klarstellen lassen.

Ich will am Schlusse dieser Vorbemerkungen nicht unterlassen, gleich einem Vorwurf zu begegnen, der mir gemacht werden könnte deswegen, weil ich die Haut stets als Ganzes abzog, und dadurch die Orientirung an den isolirten Stücken erschwerte. Wenn man von Anfang an bei dieser

---

[1] Natürlich bin ich gern bereit, Herren, die sich dafür interessiren, alles Wünschenswerthe mitzutheilen oder dieselben direct zu unterweisen.

Arbeit stets bestimmte Schnittrichtungen einhält, so kann man meist ohne Schwierigkeiten sich auch am losgelösten Praeparat wieder über die Lagebeziehungen der einzelnen Theile klar werden, namentlich wenn man dieselben von vornherein im Auge behalten hat und ihre Feststellung nicht erst am eingebetteten Praeparate vornehmen will. Selbstverständlich ist aber die Bestimmung über Zusammengehörigkeit bestimmter Hauttheile und ihrer ehemaligen Unterlage nur in gewissen Grenzen möglich und nachträglich z. B. nicht immer möglich zu sagen, zwischen welchen Muskeln ein Gefässstämmchen zur Haut getreten ist. Ich habe aber auch darauf kein allzu grosses Gewicht gelegt, da ich diesen Theil meiner Arbeit vorläufig als durch Manchot erledigt betrachte.

Die nachfolgende Beschreibung der Gefässverhältnisse ist vor Allem unter dem Gesichtspunkte abgefasst worden, eine zusammenhängende Darstellung davon zu geben, wie sich die Vertheilung und Anordnung der Blutgefässe nach meinen Untersuchungen gestaltet. Es werden dabei einzelne bis jetzt geltende Ansichten zu bestätigen oder zu berichtigen sein, ohne dass jedesmal besonders darauf hingewiesen werden wird.

Um die Darstellung der Lagebeziehungen der Gefässe zu den einzelnen Theilen der Haut zu vereinfachen, ist ferner im Folgenden die Haut flach auf den Tisch gelegt zu denken, so dass sich die Epidermis oben, Fett und Fascie unten befindet.

Den Abbildungen sind, soweit dies irgend möglich war, entweder dieselben oder doch wenigstens leicht miteinander vergleichbare Vergrösserungen zu Grunde gelegt worden.

A. Anatomische Befunde.

I. Grössere Arterien; cutanes Netz.

Die Arterien, welche die Haut versorgen, lassen sich in zwei Arten eintheilen. Die einen sind als directe Aeste grosser Arterienstämme anzusehen und verzweigen sich durchaus, oder wenigstens der Hauptsache nach, in der Haut und deren Adnexen (z. B. die Art. epigastr. superfic.); ein anderer Theil gehört nur in seinen Endverzweigungen der Haut an, während die eigentlichen Stämmchen vorher mehr oder weniger beträchtliche Aeste an andere Organe, namentlich die Muskeln, abgeben (z. B. die Aeste der Artt. glut. sup. et inf.).[1] Genauere Untersuchungen über diesen Punkt

---

[1] Das beste Beispiel für dieses Verhalten scheint mir die A. glutaea inf. des Hundes zu bieten, welche der Hauptsache nach Muskelgefäss für die obere Hälfte des M. biceps femoris ist, dabei aber regelmässig einen starken Ast durch den Muskel zur darüber liegenden Haut sendet (Spalteholz, a. a. O. S. 518). Ich will gleich bei dieser Gelegenheit einen von mir an eben erwähnter Stelle geäusserten Irrthum richtig

anzustellen, war ich vorläufig durch die für meine Praeparate nothwendigen Methoden verhindert.[1] Die Gefässe der ersten Art treten meist aus den Bindegewebsräumen zwischen den einzelnen Muskeln heraus; die der zweiten Art dagegen kommen gewöhnlich ziemlich senkrecht zur Muskeloberfläche aus dieser hervor und finden sich häufiger an solchen Muskeln, die mehr der Fläche nach entwickelt sind, fehlen dagegen meistens an den mehr spindelförmigen in ebensolche Sehnen zulaufenden Extremitätenmuskeln.

Die aus der Tiefe zur Haut gelangenden Gefässe sind an Zahl und Anordnung nur geringen Schwankungen unterworfen, so dass sich namentlich die beiden Körperhälften auffällig gleichen. Die Regelmässigkeit und Gesetzmässigkeit ist dabei eine so grosse, dass sich beim menschlichen Neugeborenen sämmtliche Hautarterien in genau der gleichen Zahl an genau denselben Stellen vorfinden, wie beim Erwachsenen, ja, dass sogar die grösseren Aeste derselben in ungefähr gleicher Weise angeordnet sind. Etwaige Ungleichheiten fallen noch in die Grenzen der individuellen Schwankungen. W. Kulczycki, der für den Hund diese Regelmässigkeit ebenfalls besonders hervorhebt,[2] erwähnt ferner ausdrücklich, dass dabei auch im Ursprung der Hautarterien aus den tiefen Körpergefässen eine grosse Regelmässigkeit herrscht, und dass Anomalien nicht häufiger vorkommen, als solche an den grossen Körperarterien, ja geradezu in den letzteren begründet sind. Nach Manchot[3] sollen dagegen beim Menschen diese Verschiedenheiten im Ursprung ziemlich häufig sein, während dagegen die Endverzweigungen und das Gebiet, welches zu versorgen ist, eine grosse Beständigkeit zeigen.

Was die Länge der Hautarterien betrifft, so ist sie ausserordentlich verschieden. Während einzelne Körperstellen durch eine grössere Anzahl

---

stellen. Fortgesetzte Beobachtungen an menschlichem Material haben mich überzeugt, dass der von mir namentlich nach den Befunden am Hund aufgestellte Satz: „Jeder Muskel bildet für den Blutstrom ein in sich abgeschlossenes Ganzes; die Gefässe, die in einen Muskel eindringen, versorgen mit wenig Ausnahmen auch nur diesen allein" (a. a. O. S. 517) für den Menschen nicht in diesem weiten Sinne Geltung hat. Denn vielfach entsenden die grösseren Muskelarterien Aeste durch die Muskelsubstanz hindurch zu den darüber gelegenen Hautstellen. Am auffälligsten ist mir dies Verhalten am menschlichen M. glut. max. erschienen, an dessen Oberfläche eine grosse Anzahl solcher Aeste hervortritt; doch findet man unschwer auch an anderen Stellen solche Zweige, wenn auch nicht in dieser Menge und dieser Grösse. Manchot gibt dies Verhalten auch auf seinen Tafeln ganz richtig an. Ich werde hoffentlich Gelegenheit finden auf die Eigenthümlichkeiten der Muskel-Haut-Aeste und auf die daraus für den Muskelstrom abzuleitenden Folgen näher einzugehen.

[1] W. Kulczycki ist dieser Frage beim Hund näher getreten (*Anat. Anzeiger.* IV. 1889. Nr. 9. S. 276); wie weit er sie aber zu lösen vermocht hat, ist mir leider nicht bekannt, da seine angekündigte ausführliche Arbeit noch nicht erschienen ist.

[2] A. a. O. S. 277. — [3] A. a. O. S. 47.

kleiner Stämmchen versorgt werden, von denen jedes einem relativ kleinen Bezirk zugehört, beziehen andere ihr Blut aus längeren Gefässen, die sich über eine grössere Fläche ausbreiten, und zwischen denen nur seltener feinere Aeste aus der Tiefe auftauchen. Dieser Unterschied in der Zahl und Länge der Gefässe, welche ein Bezirk empfängt, hängt meist zusammen mit einem solchen in der Anordnung und Lagerung der kleineren Zweige; ja beides, Zahl und Länge der Gefässe auf der einen Seite und Art der Verästelung auf der anderen scheint an einander gebunden und abhängig zu sein von mechanischen Verhältnissen, welche durch die Eigenschaften der betreffenden Hautpartien oder durch das Verhältniss dieser Theile zu den darunterliegenden Organen oder zu der Aussenwelt bedingt werden.

Je nach der Anordnung der Gefässe und ihrer Aeste kann man mehrere Hauptformen unterscheiden, die ich aber nach meinen bisherigen Beobachtungen alle auf zwei zurückführen möchte; zwischen diesen lassen sich dann die anderen Arten als Uebergangsformen einschalten.

A. Als einfachste Form erscheint mir diejenige, welche sich in der Haut des Gesässes über den Mm. glutaei findet (Taf. I, Fig. 1).

Eine grössere Anzahl von Arterien, deren Durchmesser sich nicht auffällig von einander unterscheiden, kommen senkrecht zur Oberfläche aus dem Muskel und treten in derselben Richtung, gerade oder leicht geschlängelt,[1] in die dicke Fettschicht ein. Nach nur kurzem Verlauf löst sich jede Arterie, häufig wirbelförmig, in mehrere kleinere Aeste auf, welche nach allen Seiten divergirend in gegen die Oberfläche convexen Bögen verschiedenster Krümmung (theilweise auch in leichten Schlangenwindungen und unter erneuter Theilung) gegen die untere Fläche der Cutis hinziehen und, in deren untersten Lagen sich eingrabend, mit den Aesten benachbarter Gefässe breite Verbindungen eingehen. So ist jedes Hauptstämmchen durch eine Anzahl solcher von einem Punkte ausstrahlender bogenförmiger Aeste rings mit den benachbarten verbunden, und an den durchsichtigen Praeparaten scheint geradezu die Cutis auf diesen Gefässbögen aufzuruhen und von ihnen getragen zu werden. Aus diesen gröberen Anastomosen erster Ordnung entspringen etwas feinere Zweige, welche mit einander und mit denen benachbarter Aeste sich verbinden, sich wieder theilen und wieder anastomosiren (Anastomosen zweiter Ordnung), bis ein Netz (das „cutane Netz“) gebildet ist, dessen Gefässe theilweise in derselben Ebene wie die ersteren, theilweise wenig darüber gelegen sind, und das aus Ma-

---

[1] Wieviel von diesen Schlängelungen auf Kosten der Behandlung der Praeparate mit Alkohol und Aether zu setzen ist, wage ich vorläufig nicht zu entscheiden; jedoch bin ich geneigt die geringeren Windungen an diesen Stellen mehr der Praeparation zuzuschreiben, als die stärkeren an den später (S. 13) zu beschreibenden.

schen besteht, die keine grossen Flächenunterschiede zeigen, und deren begrenzende Gefässe auch nur wenig im Durchmesser schwanken.

Sehr nahe dieser Vertheilungsweise steht diejenige, die sich an der Fusssohle findet (Taf. III, Fig. 9). Der grösste und, wie unten gezeigt werden soll, zugleich am besten versorgte Theil der Sohle bezieht seine Gefässe aus dem Ende der Art. tib. post., der Art. plantar. lateral. und den Aesten des Arcus plantaris. In der Ferse und dem über der Kleinzehenmusculatur gelegenen Abschnitt laufen zahlreiche starke Aeste alle ziemlich parallel lateralwärts von der Art. tib. post. und Art. plant. lateral. aus, ohne dass zwischen Haut- und Muskelgefässen wesentliche Verbindungen bestehen; der kleinere laterale Theil der Ferse erhält sein Blut aus Aesten der Art. tib. antic. und A. peron. Aus der Art. plant. later. entspringen aber auch medialwärts gerichtete Zweige, welche, feiner und geringer an Zahl, für die Gegend über der Fascia plantaris bestimmt sind und sich in dieses Gebiet mit den Zweigen der Art. plant. medial. und der Gefässe des Fussrückens theilen. Dabei ist zu bemerken, dass ich den über dem M. flex. digit. brev. gelegenen Haupttheil der Fascia plantaris selbst nie von Gefässen habe durchbohrt gesehen, mit Ausnahme vereinzelter allerfeinster eben noch sichtbarer Reiserchen. Das vordere Drittel der Sohle wird von den Aesten des Arcus plantaris in bekannter Weise versorgt.

Aus allen diesen Gefässsträngen entspringen nun, theils mehr senkrecht (wo eine dicke Fettschicht vorhanden), theils mehr schräg (wo letztere schwächer entwickelt ist) gegen die Oberfläche aufsteigende Stämmchen, die sich theilen und gewöhnlich erst an der unteren Fläche der Cutis bogenförmige Anastomosen mit den benachbarten Aesten eingehen; an einzelnen Stellen sind jedoch schon in der Tiefe oder Mitte der Fettschicht Gefässbögen eingeschaltet. An den verschiedenen Abschnitten der Fusssohle sind nun Zahl der zuführenden Stämmchen und der anastomosirenden Aeste etwas verschieden. Ein Blick auf Taf. III, Fig. 9 lehrt, dass die Stellen, mit denen der Fuss auf dem Boden aufruht, und auf denen somit das Körpergewicht lastet, ausgezeichnet sind vor den anderen dadurch, dass die Stämmchen die zur Cutis streben, dichter stehen, dass die Anastomosen weiter und gleichmässiger an Durchmesser und dass die Maschen kleiner sind. Ganz deutlich sind aber auch wieder in diesem besser versorgten Abschnitte einzelne Bezirke besonders bevorzugt. Die dichtesten Gefässstämmchen und stärksten Anastomosen finden sich in der Mitte der Ferse, nächstdem kommen die Stellen unter den Zehenballen und schliesslich die Region, die sich zwischen beiden längs des lateralen Fussrandes hinzieht, medialwärts bis ziemlich zur Mitte der Fusssohle reicht, und den Uebergang vermittelt zu der Haut, die die Höhlung des Fusses bedeckt; dort stehen die Arterienstämmchen bei ungefähr gleichem Durchmesser viel weiter von einander entfernt, und die Anastomosen erscheinen feiner, länger und gestreckter, als sonstwo an der Fusssohle. Auch an der unteren Fläche der Zehen sind Unterschiede in der Blutversorgung zu bemerken, indem der vordere Abschnitt stärkere und dichtere Anastomosen zeigt, als der hintere. An den Stellen, wo Hauptstämmchen und Verbindungsäste sehr eng stehen, also besonders an Ferse und Ballen, fällt dabei der stark geschlängelte Verlauf der Gefässe auf, nicht nur in der Fettschicht, sondern häufig auch noch im Bereich der Cutis. Zwischen diesen Anastomosen erster Ordnung ist nun ein engeres Netz zweiter Ordnung eingeschaltet, das in der gleichen Höhe, wie jenes, oder nur wenig darüber gelegen ist, und das in Bezug auf Weite der Aeste und Engigkeit der Maschen dieselben relativen Unterschiede zeigt, wie das erste.

Auch die Volarfläche der Hand, welche in Bezug auf die Gefässvertheilung den beschriebenen Körperregionen nahe steht, zeigt interessante Verschiedenheiten in den einzelnen Gebieten (Taf. III, Fig. 8).

Die Haut an der Volarseite der Hand und Finger wird, wie bekannt, besonders von den ungefähr in der Richtung der Fingerlängsaxen verlaufenden grösseren Aesten des Arcus volaris subl. versorgt, zwischen denen nur vereinzelte feine Zweige hervortreten; für den mittleren Theil des proximalen Hohlhandabschnittes entspringen die Gefässe direct aus dem Hohlhandbogen oder aus den zuführenden Stämmchen. Die seitlichen Partien erhalten dagegen auch Gefässe von den Rändern der Hand her, und zwar mit dem Unterschied, dass am Daumenballen das aus diesen radialen und den vorerwähnten ulnaren Aesten entstehende Netz keine weiteren Zweige aus der Musculatur erhält, am Kleinfingerballen dagegen ein beträchtlicher Theil des Blutes von Gefässen geliefert wird, die dorsalwärts vom M. palmar. brev. liegen und ihre Verzweigungen zwischen den Bündeln dieses Muskels nach der Cutis hin schicken.

Von der Verschiedenheit in dem Gefässreichthum der einzelnen Abschnitte der Hand gibt Taf. III, Fig. 8 ein getreues Abbild und lässt sofort erkennen, dass ein ungefähr dreieckiges Feld, dessen Basis gegen die Finger hin gerichtet ist, in der Mitte der Hohlhand am schwächsten versorgt ist, d. h. nur durch spärlicher aufsteigende, dünnere Gefässe mit feineren Anastomosen und grösseren Maschen zwischen ihnen. Nächstdem ist es auffällig, dass das Gebiet, welches die Daumenmusculatur bedeckt, und namentlich die radiale Hälfte desselben, dem eben genannten ganz ähnlich, d. h. verhältnissmässig schlecht versorgt ist. Die übrigen Abschnitte der Hohlhand und der Finger, lassen dagegen einen bedeutend grösseren Reichthum an Gefässen erkennen: die zuführenden Stämmchen sind stärker, stehen viel dichter und sind durch stärkere Anastomosen verbunden; besonders dicht ist das so entstehende Netz an den Fingerballen. Die feineren Vertheilungsverhältnisse dieser Gefässe sind ähnlich wie am Fuss und gleichen ihnen auch darin, dass die Gefässe vielfach stark geschlängelt verlaufen, nicht nur im Fettgewebe, sondern auch noch da, wo sie als Netz zwischen die unnachgiebigeren Bindegewebsbündel eingelagert sind.

B. Die zweite Form der Gefässvertheilung ist viel weiter verbreitet, als die erste und muss deshalb als die gewöhnliche gelten; denn sie wird nur an den Stellen vermisst, die unter *A* besonders abgehandelt sind.[1]

Diese Vertheilungsweise (Figg. 2, 5, 6) ist besonders dadurch gekennzeichnet, dass die Hauptstämmchen wesentlich geringer an Zahl sind und meistens einen viel längeren Verlauf besitzen. (Ich habe z. B. an der Bauchhaut Stämmchen gemessen, die bei einem Durchmesser von ca. $^1/_2$ mm am Anfang, eine Strecke von ungefähr 9 cm in der Haut zurücklegten). Diese längeren Gefässe, zwischen denen auch einzelne kürzere und kleinere gefunden werden, verlaufen schräg durch das Fettpolster gegen die Cutis oder ziehen vorerst längere oder kürzere Strecken in der Fascie hin, um dann sich ebenso gegen die Oberfläche zu wenden. Noch in der Tiefe des Fettes geben sie meistens auch feinere und stärkere Aeste ab, die sich mit denen benachbarter Gefässe vereinigen, und von denen die stärkeren unzweifelhaft breite Verbindungswege darstellen und schon oft als solche beschrieben und abgebildet worden sind. Während sich die Hauptstämmchen auf ihrem mehr gestreckten oder geschlängelten Verlaufe im subcutanen Gewebe in Aeste theilen, welche auch wieder mit anderen sich vereinigen können, gehen mehr oder weniger senkrecht zur Oberfläche Zweige ab, die in gleicher Weise wie bei der Vertheilungsart *A* nach oben hinziehen, sich theilen und bogenförmige Anastomosen mit benachbarten eingehen. Aus diesem weiten Anastomosennetz erster Ordnung, das in die untersten Lagen der Cutis eingegraben ist, entsteht ebenfalls, wie bei *A* ein solches engeres zweiter Ordnung; doch unterscheidet sich dabei diese zweite Art der Gefässvertheilung von der ersten dadurch, dass die Anastomosen erster Ordnung länger und nicht so zahlreich sind, und dass von den Aesten, welche sie bilden, selten mehr wie zwei aus einem Gefäss entstehen, im Gegensatz zu der anderen Art, wo der Ursprung häufig büschel- oder wirbelförmig ist. Ausserdem ist es auch besonders merkwürdig, dass das Lumen, namentlich der grösseren Gefässe, sich auf grosse Strecken oft fast vollständig gleich bleibt, obwohl zahlreiche und starke Aeste abgehen.

Findet man nun auch überall ohne Schwierigkeiten diesen selben Typus wieder, so sind die Bilder, die man von derselben Stelle bei verschiedenen

[1] Ich wiederhole dabei, dass meine Angaben sich vorläufig nicht auf die Haut der Brust, der Schultern, der oberen Rückenhälfte, des Halses und des ganzen Kopfes beziehen; ebenso habe ich vorläufig die Haut der Genitalien unberücksichtigt gelassen.

Individuen oder von verschiedenen Stellen bei demselben Individuum erhält, sehr verschieden.

Erstens ist an den verschiedenen Körperstellen das Verhältniss zwischen Zahl und Durchmesser der Arterien zu dem ungefähr versorgten Gebiet ein verschiedenes und zweitens ändert sich das Bild sehr mit der Menge des im subcutanen Gewebe abgelagerten Fettes. Je dicker die Fettschicht ist, desto mehr senkrecht aufsteigende Gefässe treffen wir, je dünner, desto näher laufen die Hauptstämmchen an der untersten Schicht der Cutis hin. Dadurch kann es kommen, dass man von derselben Stelle, je nachdem es sich um eine fettreiche oder um eine abgemagerte Haut handelt, so verschiedene Bilder bekommt, dass man nur mit grosser Mühe die gleiche Gesetzmässigkeit in der Anordnung feststellen kann.

Da es nun für jetzt auf Grund der Geringfügigkeit des Materials noch nicht möglich ist, die Gesetze, nach denen sich die Hautgefässe in den verschiedenen Regionen des Körpers vertheilen, genauer zu entwickeln, so muss ich mich darauf beschränken, durch einzelne Abbildungen, die von verschiedenen Stellen genommen und bei der gleichen Vergrösserung gezeichnet sind, eine Darstellung von den mir bisher bekannt gewordenen Formen zu geben, die zwar alle unschwer den gleichen Typus erkennen lassen, die aber in ihren Einzelheiten mannigfach variiren. Der Text muss sich aus demselben Grunde damit begnügen eine Summe von Einzelbeobachtungen zusammenzustellen, ohne immer die Befunde aus den ursächlichen mechanischen Momenten ableiten zu können.

An der Bauchhaut (Taf. I, Fig. 2, Fettschicht 4—5 ^{mm}) finden sich meist sehr lange Hauptstämmchen, zwischen denen nur spärlich kürzere eingeschaltet sind.

Ober- und Unterschenkel werden durch eine grosse Zahl grösserer in der Länge wenig differirender Arterien versorgt, die besonders häufige und starke Verbindungen zwischen den Hauptstämmchen in den tiefen Schichten des Fettpolsters und in den Fascien aufweisen. Der Uebergang in das „cutane Netz" und dieses selbst bei starkem Fettpolster ist in Taf. II, Fig. 5 dargestellt; während das Netz dem in Fig. 2 dargestellten ausserordentlich ähnlich ist, steht der allmähliche Aufbau desselben aus den Hauptgefässen in seiner Form ungefähr in der Mitte zwischen denen in Figg. 1 und 2. Bei diesen Praeparaten, wo die Fettschicht über der ganzen unteren Extremität (natürlich ohne Fuss) eine ziemlich gleichmässige, um 1 ^{cm} schwankende war, waren auch keine merklichen Unterschiede in den Hauptgefässen und in der Netzbildung zwischen dem Ober- und Unterschenkel wahrnehmbar; auch das Knie zeigte in Bezug auf das Netz keine Besonderheiten; nur scheint es sein Blut durch längere Gefässe mit reichlichen tiefen Anastomosen zu erhalten. An Praeparaten, welche von einem abgemagerten älteren Individuum stammen, dessen Fettpolster so gut wie vollständig reducirt war, fällt damit auch das langsame Aufsteigen der Gefässe durch das Fett weg. Die Gefässe verlaufen längere Strecken in einer der Oberfläche parallelen Ebene, theilweise stark geschlängelt, und das Bild wird vornehmlich beherrscht von den hier besonders deutlich in die Augen springenden Anastomosen in der Fascie und dem subcutanen Gewebe. Dabei sind an der Streckseite des Kniegelenkes sowohl die Anastomosen in der Tiefe der Subcutis, als auch theilweise diejenigen, die das cutane Netz zusammensetzen, wesentlich stärker als an anderen Stellen, das cutane Netz erscheint überhaupt dichter und gleichmässiger.

Das Bild, das die fettarme Haut der unteren Extremität bietet, gleicht (mit Ausnahme des Knies) sehr demjenigen, wie es in Taf. II, Fig. 6 nach einem Praeparat vom Vorderarm entworfen ist.

Die Haut des Fussrückens erhält nur in der vorderen Hälfte längere der Fussaxe ungefähr gleichgerichtete Stämmchen, von denen die Aestchen gegen die Oberfläche abgehen; sonst wird sie von zahlreichen einzelnen, verhältnissmässig schwachen, kleinen, direct aus den darunter liegenden Schichten aufsteigenden Gefässchen versorgt. Ueberall sind aber die Anastomosen, auch schon die erster Ordnung sehr fein und zierlich. An den Fussrändern ist der Gegensatz zur Vertheilung in der Sohle sehr scharf ausgeprägt und der Uebergang ganz plötzlich (Taf. III, Fig. 9, linker Rand).

Eine eigenthümliche Anordnung ist mir an den unteren Abschnitten der Rückenhaut, ungefähr in der Gegend hinter der zwölften Rippe aufgefallen, wo theilweise die reichlich mit einander anastomosirenden Hauptstämmchen nur im subcutanen Fettgewebe verlaufen und gar nicht bis in die Cutis heraufsteigen, sondern nur senkrecht oder schräg abgehende Zweige entsenden, ein Verhältniss, wie ich es ähnlich an der Rückenhaut des Hundes beobachten konnte (Taf. VI, Fig. 20 u. 21).

Was die obere Extremität anlangt, so wiegen hier längere Gefässe vor. Die Haut über dem M. deltoides, welche die Hauptgefässe von den Rändern des Muskels aus, nur unbedeutendere aus der Substanz desselben bezieht, ähnelt bei mässiger Fettschicht (ca. 2—3 ^{mm} dick) in Bezug auf Häufigkeit und Stärke der Anastomosen der Bauchhaut ausserordentlich. Die Hauptgefässe des übrigen Theiles des Oberarmes sind theils längere längs, meistens aber kürzere, mehr quer verlaufende Arterien. Am Vorderarm herrschen kurze Gefässe vor, und zwar nimmt an der volaren Fläche sowie den beiden Rändern die Länge und somit das Ausbreitungsgebiet der Gefässe ungefähr umgekehrt wie ihre Entfernung vom Ellbogengelenk ab, während die dorsale Fläche auch schon in der oberen Hälfte nur durch kleinere näher bei einander stehende Stämmchen versorgt wird. Zwischen sämmtlichen Arterien sieht man in der Fascie und dem subcutanen Gewebe reichliche Verbindungsäste, die am Vorderarm theilweise auffallend eine der Längsaxe parallele Richtung bevorzugen, und von denen eine fortlaufende Reihe dickerer und feinerer die grösseren subcutanen Venen auf ihrem Verlaufe begleiten (Taf. II, Fig. 6). Auch finden sich an einzelnen Stellen Verhältnisse, wie ich sie oben (S. 12) für die untere Rückenhaut beschrieben. Die Gefässe steigen meist sehr schräge gegen die Cutis hin auf, um sich in Bezug auf Aeste und Anastomosirung ähnlich wie auf dem Deltoides zu verhalten, wenn auch das Netz nicht so engmaschig erscheint. Durch die meist geringe Dicke der Fettschicht und das Aneinanderrücken der tiefen Gefässnetze an die cutanen wird dabei jedoch das Bild ein wesentlich anderes (Taf. II, Fig. 6), zumal auch, namentlich am Vorderarm, die Gefässe in der Unterhaut stärker geschlängelt sind und auf ihrem Wege häufig eine viel plötzlichere und stärkere Abnahme des Durchmessers zeigen, als anderwärts. Am stärksten ist die Schlängelung an den Stellen, die ungefähr an der Rückseite des Handgelenkes liegen, denselben, an denen auch, wie oben schon angedeutet, die Zahl der zuführenden Gefässe relativ am grössten ist. Weniger unterscheidet sich die Haut über dem Olecranon von den benachbarten Stellen: vom Oberarm kommen einige längere, vom Vorderarm mehrere kürzere Gefässe; alle sind stark geschlängelt und anastomosiren schon reichlich in der Tiefe. Dagegen zeichnet sich an meinen Praeparaten eine Stelle durch ein besonderes Verhalten aus, für das ich sonst keine Analogie und somit auch keine Erklärung gefunden habe. Unterhalb der Tuberositas humeri bis ungefähr zum Olecranon, etwa dem Verlaufe des Caput extern. m. tricip. entsprechend, zeigt nämlich das cutane Netz an einem ca. 5 ^{cm} breiten Streifen, namentlich in seinen feineren Zweigen, eine deutliche Neigung zur Bildung rechteckiger Maschen.

Aus der Beschreibung der gröberen arteriellen Gefässe an den verschiedenen Regionen der Haut folgt nun, dass, so mannigfach auch die Bilder sind, die wir im einzelnen erhalten, alle sich doch darin gleichen dass sich an der Grenze zwischen subcutanem Gewebe und Cutis, beziehentlich in den untersten Schichten der letzteren, überall ein Netz von anastomosirenden Arterien findet, an das die zuführenden Gefässe durch die subcutane Schicht an verschiedenen Stellen herantreten. Dieses „cutane Netz“ setzt sich zusammen aus directen Anastomosen zwischen zuführenden Gefässen (Anastomosen erster Ordnung) und solchen, meist feineren, welche die so verbleibenden Maschen vielfach durchqueren (Anastomosen zweiter Ordnung). Das Netz liegt nicht überall durchaus in einer Ebene, sondern tritt namentlich in seinen feineren Aesten vielfach über dieselbe hinaus.

II. Papillarkreislauf.

Den Papillarkreislauf habe ich vorläufig hauptsächlich nur an der Planta pedis studirt, wo die Anwesenheit der Hautriffe leichte Anhaltspunkte für die gegenseitigen Lagerungsbeziehungen bietet. Alle Gefässe, die ich mit den Adnexen der Haut: Haare, Nägel, Drüsen, Muskeln, in Beziehungen glaube, habe ich für jetzt ebenfalls unberücksichtigt gelassen.

A. Arterien.

Das cutane Netz der Fusssohle ist in einer der Oberfläche gleichgerichteten Fläche angeordnet; die meisten der dasselbe zusammensetzenden

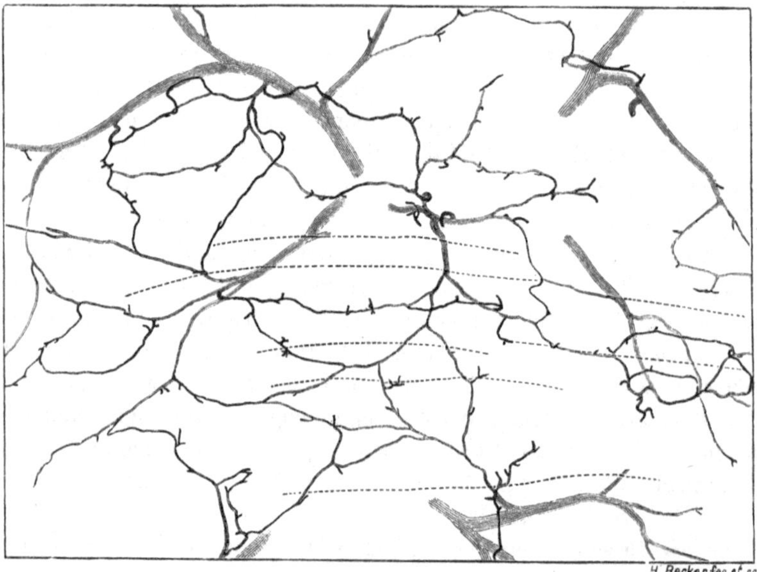

Fig. 14.

Subpapilläres Arteriennetz von der Fussohle (Ferse). Flachschnitt. Doppelinjection. Es sind nur die Arterien gezeichnet und zwar perspectivisch, so dass die tieferen matt, die oberflächlichen dunkelschwarz erscheinen. Die punktirten Linien geben die Richtung der Hautriffen an. Vergr. 24 mal.

flachen Gefässbögen verlaufen dicht über der Schweissdrüsenlage, nur wenige Theile treten darüber hinaus. Ausserdem zeigen die Zweige desselben streckenweise eine auffallende Uebereinstimmung ihrer Richtung mit der der Hautriffen (Taf. V, Fig. 16).

Aus dem cutanen Netz entspringen nun (Figg. 7, 10, 11, 16, 17) überall kleine Aestchen, welche an Durchmesser verschieden sind und unter Abgabe weiterer Zweige zu der Papillarschicht hinziehen.

Die kleinen Aestchen, welche aus dem cutanen Netz nach oben ziehen, sind von verschiedener Länge und zeigen auf ihrem Verlaufe vielfach eine deutliche Schlängelung (Taf. II, Fig. 7). Sie winden und schlingen sich oft so eigenthümlich durch einander, dass es nur mit Hilfe eines stereoskopischen Oculars gelingt, sie zu entwirren und auf ihrem ganzen Verlaufe zu verfolgen. Ihre einzelnen Zweige laufen mehr oder weniger bogenförmig gegen die Papillarschicht hin und gehen dabei regelmässig Anastomosen mit den benachbarten Aesten ein. Sie wiederholen also geradezu das Bild, das das cutane Netz mit seinen zuführenden Aesten bildet, in verkleinertem Maassstabe. Diese gegen die Oberfläche convexen Anastomosenbögen liegen meist ungefähr in der Höhe zwischen mittlerem und oberem Drittheil der Cutis

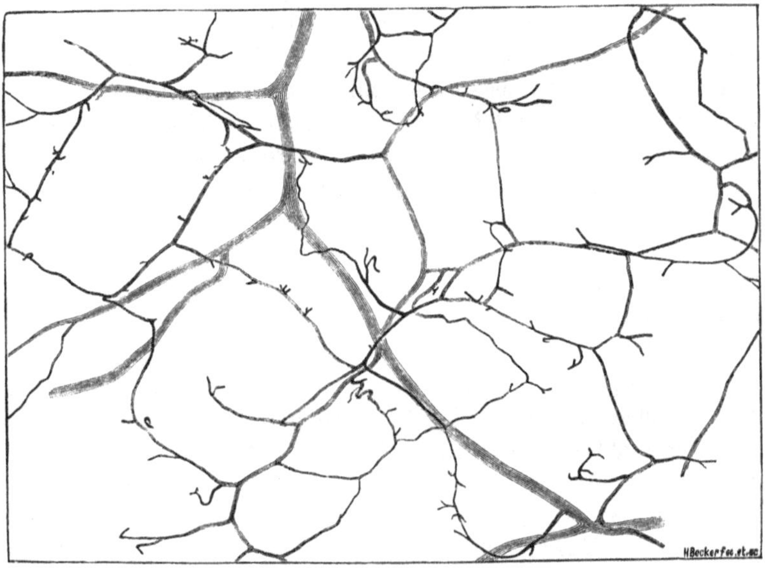

Fig. 15.
Subpapilläres Arteriennetz vom Unterschenkel. Flachschnitt. Siehe Erklärung zu Fig. 14. Vergr. 24 mal.

(Fig 7*, 16) können aber auch tiefer und auch höher, eventuell sogar dicht unter der Basis der Papillen gefunden werden. Dabei scheinen die Durchmesser der Anastomosen, wenn auch nicht viel, so doch etwas in dem Sinne verschieden zu sein, dass die der tieferen offenbar von grösseren Stämmchen abstammenden Arterien grösser sind als die der oberflächlicheren; in derselben Höhe sind sie aber alle ungefähr gleich gross. Dieses „subpapilläre Arteriennetz“ ist anscheinend überall vorhanden; wenigstens habe ich es bisher in der gleichen Weise an ganz verschiedenen Körperstellen des Erwachsenen und Neugeborenen gefunden; nur die Dichtigkeit scheint verschieden zu sein.

An Praeparaten von der Haut der Fusssohle (Fig. 14, S. 14) sind die anastomosirenden Gefässe zu einem ziemlich regelmässigen Netzwerk angeordnet, dessen Maschen meist längliche Felder einschliessen, deren Breite ungefähr dem Querdurchmesser von ein bis zwei Hautriffen entspricht. Dabei halten sich die Verbindungszweige häufig an die Richtung der Hautriffen, ohne dass man eigentlich den Eindruck bekommt, als ob diese Richtung besonders vorherrschte (siehe Fig. 14 und Erklärung dazu).

Nach einer Reihe von 22 Messungen an vollständig doppelt (Carmin-, Tuscheleim) injicirten Schnitten von der Ferse und dem Grosszehenballen, deren Werthe zwischen 0·17 □ mm und 0·80 □ mm schwankten,[1] ergab sich als Mittel des Flächeninhaltes der Maschen 0·31 □ mm; einige Messungen an weniger gut injicirten Schnitten vom äusseren Fussrand, die ich also noch nicht für endgiltig beweisend halten möchte, ergaben Werthe von 0·47, 0·63, 1·18 und 1·62 □ mm. Wenn es auch sonst den Eindruck macht, als ob in der Dichte des subpapillären Netzes an der Fussohle Verschiedenheiten vorhanden sind, die vielleicht denen am cutanen Netz entsprechen, so kann ich doch bis jetzt noch nichts genaueres darüber mittheilen (s. unten).

Von der Existenz dieses subpapillären Netzes habe ich mich genauer noch am Unterschenkel und an der Glutaealgegend überzeugen können, aber auch anderwärts, wo ich nur suchte, selbst an den für solche Zwecke eigentlich ungeeigneten Ultramarinpraeparaten, wenigstens Theile davon beobachten können. An dem in Fig. 15 (S. 15) gezeichneten Stück vom Unterschenkel (Carmintusche-Injection) sieht man das Netz ziemlich regellos aus meist viereckigen Maschen aufgebaut; von dem Vorherschen einer bestimmten Richtung, etwa der Spaltbarkeitsrichtung, ist nichts zu bemerken. Der Flächeninhalt der Maschen dieses Stückes schwankte zwischen 0·13 □ mm und 1·06 □ mm, das Mittel betrug 0·50 mm; an einem anderen Stück derselben Gegend ergaben sich in einer gleich grossen Reihe von Messungen Werthe von 0·20—2·20 □ mm, als Mittel 1·25 □ mm; beide Reihen zusammen (22 Messungen) genommen, ergaben als Mittel 0·91 □ mm. An einem Praeparat der Glutaealhaut, das nur mit Ultramarinleim injicirt war, bei dem also wohl ein Theil der betreffenden Anastomosen nicht gefüllt war, erhielt ich in einer Reihe von 9 Messungen Werthe von 0·71—2·33 □ mm, im Mittel 1·53 □ mm.

Wenn nun auch diese Messungen sehr lückenhaft und theilweise sehr

---

[1] Sämmtliche durch Messungen gewonnenen Werthe sind eher zu gross als zu klein genommen.

unvollkommen sind, so stellen sie doch sicher einen Unterschied in der Dichte des subpapillären Netzes zwischen Fusssohle und Unterschenkel fest und machen noch weitere Differenzen wahrscheinlich, sei es auch vielleicht nur nach der Richtung hin, dass die Minima und Maxima sich weiter vom Mittelwerth entfernen.

Die Frage, ob ausser diesen aus dem cutanen Netz entspringenden mit einander anastomosirenden Gefässen auch noch solche nach oben zu gehen, welche nach Art von Endarterien direct gegen die Papillarschicht hinziehen, ohne Verbindungen mit anderen Arterien einzugehen, möchte ich für die Fusssohle verneinen. Wenigstens sieht man bei durch Doppelinjectionen hergestellten Praeparaten auf Flachschnitten an gut gelungenen Stellen nie Aeste, welche nicht aus dem subpapillären Netz herkommen, während es an unvollkommen injicirten Stellen und auch an Querschnitten allerdings öfters den entgegengesetzten Eindruck macht. Auch für die übrigen von mir untersuchten Hautstellen, namentlich den Unterschenkel, glaube ich ein Gleiches annehmen zu können, ohne dass ich allerdings vorläufig im Stande bin, den strengen Beweis dafür zu liefern.

Der Anfang der subpapillären Arterienbögen ist an den Stellen zu suchen, wo die betreffenden Gefässe als Aeste von den kleineren, aus dem cutanen Netz aufsteigenden Stämmchen abgehen, liegt also oft unterhalb der Mitte der Cutis; dementsprechend sind auch die aus diesem Theile der Anastomosenbögen nach oben ziehenden Gefässe länger als diejenigen, welche von der Höhe der Bögen abgehen; aber auch die ersteren sind erst von der Stelle ihres Ursprunges aus den Gefässbögen an Endarterien. Es ist leicht verständlich, dass die eben erwähnten tiefer entspringenden, längeren Arterien zugleich auch wohl etwas grössere Gebiete versorgen, als die kürzeren, und dass sie dabei eine etwas selbständigere Stellung in Bezug auf hydraulische Vorgänge besitzen. Man kann sich auch schon durch Betrachtung der Fig. 14, namentlich in ihren mittleren Abschnitten, leicht eine Vorstellung davon machen, dass entsprechend den Verschiedenheiten in der Weite der Maschen des subpapillären Netzes auch solche in den daraus hervorgehenden Aesten und in der Grösse der von diesen versorgten Gebiete existiren müssen; ausserdem habe ich aber auch noch versucht, diese Gebiete an der Fusssohle direct zu messen. Die dabei erhaltenen Zahlen schwanken zwischen 0·04 und 0·27 □ mm, und zwar liegen von 11 Werthen 7 zwischen 0·16 und 0·27, 3 zwischen 0.04 und 0.08; das Mittel beträgt 0·16 □ mm.

(Das Folgende gilt nur von der Fusssohle.)

Die zu der Papillarschicht aufsteigenden Aestchen sind also von verschiedenem Durchmesser, besonders je nachdem sie höher oder tiefer aus den Anastomosenbögen entspringen, und je nachdem die betreffende Masche des subpapillaren Netzes enger oder weiter ist.

Alle diese Gefässe theilen sich auf ihrem Verlauf zur Papillarschicht fortgesetzt so, dass sie schliesslich dicht unter der Basis der Papillarleisten in meist zwei Reiserchen zerfallen, welche mit Vorliebe in der Längsrichtung der Riffen verlaufen und aus denen nun senkrecht nach oben die arteriellen Theile der Capillarschlingen aufsteigen. Diese kleinen vorcapillären, meist längs verlaufenden Aestchen anastomosiren aber nicht mehr mit einander; die von den einzelnen versorgten Bezirke sind rundlich oder oval, mit der Längsaxe in der Richtung der Riffen; sie sind verschieden gross, umfassen gewöhnlich 2 bis 4 Papillen, öfters aber auch mehr; ich habe bis zu 15 gezählt.

Dabei kommt auch das eigenthümlichste Ineinandergreifen der verschiedenen Capillarbezirke vor. Wie bekannt, liegen in den Hautriffen gewöhnlich zwei Reihen von Papillen neben einander. Auf Figg. 7, 10, 16 und 17 ist auch sofort sichtbar, dass je zwei näher aneinander gerückt sind und von den benachbarten durch einen etwas breiteren gefässarmen Bezirk (entsprechend den Oberhautfurchen), in dem sich nur vereinzelte Papillen finden, getrennt sind; ausserdem bemerkt man aber auch, dass die zwei Papillenreihen desselben Hautriffes zwar meistens von Aesten desselben Gefässes versorgt werden, dass aber theilweise auch von ganz verschiedenen Seiten herkommende Stämmchen sich in die Versorgung benachbarter Reihen desselben Riffes theilen.

Allen kleinsten Endästchen ist, wie erwähnt, das gemeinsam (Figg. 7 und 10), dass sie eine kurze oder längere Strecke in der Basis der Papillarleisten in deren Längsrichtung laufen, oder wenigstens in einer Fläche, welche die Oberhaut in der Längsaxe der Papillenreihen senkrecht schneidet. Diese Eigenschaft trifft man so regelmässig, dass man an gut injicirten aufgehellten Flächenpraeparaten der Cutis schon bei schwacher Lupenvergrösserung, ja beinahe schon mit unbewaffnetem Auge aus der Verlaufsrichtung dieser Aestchen die der Hautriffe feststellen kann.

An den zum subpapillären Netz aufsteigenden Arterien ist ungefähr bis zur Mitte der Cutis eine deutliche Ringmuskellage nachweisbar.[1]

B. Capillaren.

Die letzten Zweige der Arterien entsenden an der Fusssohle kleine, senkrecht in die Papillen aufsteigende Aestchen, welche den arteriellen Theil der Capillaren darstellen, und aus denen sich der absteigende venöse Theil derselben entwickelt (Taf. V, Figg. 16 und 17). Beide zusammen bilden die sogenannten Papillarschlingen, über deren Formen und Häufigkeit ich nichts Neues zu sagen habe.

---

[1] Siehe auch die Angabe von Unna, *Handbuch der Hautkrankheiten.* S. 103.

Die Maasse, welche ich der Darstellung des Papillartheiles der Haut auf Taf. V zu Grunde gelegt habe, sind die Mittel aus einer grösseren Reihe von Messungen, wie ich sie an mehreren für verschiedene Zwecke hergestellten Praeparaten angestellt, und deren Resultate ich auch mit den Angaben und Abbildungen von Blaschko [1] verglichen habe. Taf. V, Fig. 17 ist nach einem schematischen Modell gezeichnet, das ich selbst nach diesen Werthen in 150facher Vergrösserung in Modellirthon entworfen habe.[2]

c. Venen.

Die venösen Capillaren der Papillen münden an der Fusssohle alle in ein Venennetz ein, welches sich in der Höhe der Basis der Hautriffen befindet. Dieses Netz besteht aus gleichweiten Röhren, welche der Längsaxe der Hautriffen parallel laufen (Figg. 11, 12, 16 u. 17); sie sind durch quer oder schräg verlaufende Aeste verbunden, namentlich aber dadurch, dass von je zwei benachbarten rechtwinklig abgehende und schräg nach unten verlaufende Zweige convergiren und in eine gemeinsame absteigende Vene einmünden. So entsteht für die Betrachtung von der Oberfläche aus ein aus rechteckigen lang gestreckten Maschen bestehendes Netz. Dabei läuft jede Längsvene unter einer Papillenreihe hin und verflicht sich mit dem betreffenden Arterienstämmchen (Taf. IV, Fig. 11), so dass beiderlei Gefässe nur bei sehr gut gelungenen Doppelinjectionen scharf von einander zu trennen sind. Jeder Hautriff enthält also, wie er zwei Papillenreihen hat, auch zwei Reihen vorcapillärer Arterienästchen und ebenso zwei längs verlaufende Venen.

Aus diesem oberflächlichen Netz fliesst das Blut durch schräg abwärts steigende Gefässe in Venen ab, die sich zu einem unregelmässigen, weitmaschigeren, dicht unter jenem gelegenen Netz ausbreiten; ein Theil der Maschen sind länglich und dann mit ihren Längsaxen entweder in der Richtung der Hautriffen oder senkrecht zu ihnen gestellt (auf Taf. IV, Fig. 16 ist dieses Netz von zwei verschiedenen Stellen zusammengestellt, und es ist

---

[1] Beiträge zur Anatomie der Oberhaut. *Archiv für mikroskopische Anatomie.* Bd. 30. 1887. S. 502—506 u. Taf. 27.

[2] Hr. Jos. Steger, Gypsmodelleur, Thalstrasse, Leipzig, hat dieses Modell in Gyps ausgeführt und giebt es auf Wunsch käuflich ab. Auch in seiner jetzigen primitiven Gestalt kann es meiner Meinung nach mit grossem Nutzen dazu dienen, eine Vorstellung von dem complicirten Bau des Papillartheiles der Cutis und dem der Epidermis zu bieten, und dürfte namentlich eine bequeme Grundlage bilden zur Anfertigung neuer, vollständigerer seiner Art. Auf besonderen Wunsch bin ich auch gern bereit, die Blutgefässe der Papillen und der dicht unter denselben gelegenen Schicht eintragen zu lassen.

dabei auf der linken Hälfte das erstere, auf der rechten besonders deutlich das letztere Verhältniss zur Darstellung gebracht).

Dieses Netz, das in seiner Ausbildung schwankt, ist nur schwer deutlich zu Gesicht zu bekommen und Fig. 13 giebt es nur theilweise richtig wieder. Seine grosse Nähe unter dem oberflächlichen verhindert meist eine isolirte Darstellung, und der Umstand, dass einzelne Längsgefässe grössere Strecken parallel untereinander verlaufen, erschwert die Betrachtung, wo beide Netze vorhanden sind. Wie auf Fig. 16 dargestellt ist, liegt dieses Netz meistens noch über den Anastomosenbögen des subpapillären arteriellen Netzes.

Regelmässig ist an der Fusssohle in der Cutis selbst noch ein Venennetz vorhanden, das sich in durchaus charakteristischer Weise von den übrigen unterscheidet. Die aus den oberflächlichen Netzen nach abwärts zu führenden Venen gehen nämlich vielfach Verbindungen mit den benachbarten ein. Diese Anastomosen finden sich fast in jeder Höhe der Cutis, theilweise sogar dicht unter jenen eben erwähnten Netzen, besonders aber zu einem mehr flächenhaft ausgebreiteten Netz in der Höhe zwischen unterem und mittlerem Dritttheil bis hinauf zur halben Höhe der Cutis (Fig. 16). An Serienflachschnitten erhält man dieses Netz häufig auf kleinere oder grössere Strecken vollständig isolirt. Die Maschen sind sehr verschieden gross; die grössten von ihnen übertreffen aber die des subpapillären Arteriennetzes nur wenig. Von dem etwaigen Vorherrschen einer bestimmten Richtung in dem Aufbau der Maschen ist nur wenig zu bemerken; nur theilweise scheint auch hier die Längsrichtung der Papillenreihen und die darauf senkrechte vorzuherrschen, ein Verhalten, wie es auf Fig. 16 gezeichnet ist. Besonders ausgezeichnet ist aber dieses Netz dadurch, dass die einzelnen Theile desselben nicht aus einfachen, sondern meist aus doppelten Gefässen bestehen. Während nämlich die Venen von den beiden oberflächlichen Netzen aus nach abwärts steigen, erhalten sie sehr häufig feine Begleitvenen, die entweder auch direct neben ihnen entstehen oder von benachbarten Stellen herkommen, und nun, theilweise durch Queräste mit ihnen verbunden, nach abwärts ziehen. Diese kleinen Nebenvenen können sogar auf kurze Strecken doppelt vorhanden sein, halten sich aber in keinem Falle streng an den Weg des Hauptgefässes, sondern schwenken oft nach kürzerem oder längerem Verlaufe ab, um sich an einen Seitenast anzulegen oder in ihn einzumünden. Die grösseren Stämmchen, die aus diesem Netz gegen die Subcutis hinführen und sich dort an dem Aufbau des gleich zu beschreibenden Netzes betheiligen, haben ebenfalls theilweise kleine Begleitvenen. Auf dem Wege von der Papillenschicht gegen die Tiefe hin, legen sich die Venen oft an die Arterien an, meist nur ungefähr in der Ausdehnung des mittleren Dritttheiles; gegen die Fettschicht hin trennen sich aber wenigstens die grösseren regelmässig von ihnen. Da die Zahl der Venen eine bedeutend grössere ist, als die der Arterien, so müssen wir viele Venen finden, welche der arteriellen Begleitung entbehren, wie aber bisweilen auch umgekehrt, Arterien auf dieser Strecke ohne Begleitvenen gefunden werden.

An der unteren Grenze der Cutis, der Schweissdrüsenlage entsprechend, ist schliesslich das grösste der eigentlichen cutanen Venennetze vorhanden, in das sich von oben her die eben beschriebenen Stämmchen einsenken. Dieses Netz zeigt, wie aus Fig. 16 hervorgeht, engere Maschen, als das entsprechende arterielle Netz und setzt sich zusammen aus weniger dicken Gefässen, die in gleicher Höhe, wie meist hier die Arterien, also oberhalb der Schweissdrüsenlage, verlaufen, und aus stärkeren, die unterhalb derselben angetroffen werden, so dass an geeigneten Flachschnitten öfters sich in verschiedener Höhe kreuzende Venen gefunden werden, die durch die Gefässnetze der Schweissdrüsen von einander getrennt sind. Auf dem Modell (Fig 16) sind der Einfachheit wegen, diese also eigentlich in verschiedenen Höhen gelegenen Theile dieses Netzes in eine Ebene mit dem cutanen Arteriennetz gezeichnet, so wie sie sich bei der Ansicht von oben praesentiren. Die Ueberkreuzung von Arterien und Venen findet dem eben Gesagten zu Folge an verschiedenen Stellen in verschiedener Weise statt.

Dieses venöse Netz bietet noch besondere Eigenthümlichkeiten dar. Erstens verlaufen die Venen getrennt von den Arterien; diese Regel erleidet nur selten Ausnahmen und auch dann nur für kurze Strecken. Ausserdem sind aber die Venen dieses Netzes, grössere wie kleinere, fas. regelmässig umstrickt von meist lang gezogenen Maschen feiner Gefässet Den weitaus grössten Theil derselben muss ich für venös halten, denn erstens bilden sie theilweise die Fortsetzung der von oben kommenden kleinen Begleitvenen und zweitens konnte ich sie sehr oft bis zu ihrer Einmündung in benachbarte grössere Venen verfolgen, nur selten sah ich einen directen Zusammenhang mit arteriellen Gefässen; vielfach verbinden sie sich auch mit den Netzen der benachbarten Schweissdrüsen, gehören aber wohl nicht diesen eigenthümlich an, da sie auch ohne diese Nachbarschaft in gleicher Weise entwickelt sind. Auf Fig. 16 sind nur solche Zweige venösen Charakters dargestellt; dabei ist zugleich sichtbar, dass dieselben in etwas verschiedener Entfernung von den Hauptgefässen verlaufen. Die Wände der grossen Venen dieses Netzes besitzen eine deutliche Ringmusculatur; ich habe an einer sehr grossen eine dreifache Lage zählen können, aber auch an den etwas schwächeren lässt sich meist eine mehr oder weniger zusammenhängende solche Schicht nachweisen. Ausserdem habe ich auch an zahlreichen Stellen dieses Netzes Bilder gesehen, welche ich nur als von Klappen herrührend deuten kann; ich fand sie öfters an den Einmündungsstellen eines Astes in einen anderen, aber auch in der

Mitte eines solchen. An den höher in der Cutis selbst gelegenen Venen habe ich nie etwas dergleichen beobachten können. Die erwähnten kleinen Begleitgefässe finden sich auch theilweise an den Aesten des in gleicher Höhe gelegenen „cutanen Arteriennetzes“ und scheinen auch dort meist Venen zu sein. Ich möchte sie alle, sowohl die an den Venen als auch die an den Arterien, der Hauptsache nach nicht als Vasa vasorum[1] ansprechen, da sie erstens wenigstens theilweise Gefässe begleiten, deren Wandung keine Muscularis besitzt, die also jedenfalls auch nicht eigener ernährender Gefässe bedarf; zweitens liegen sie häufig etwas entfernt von der eigentlichen Gefässwand und drittens sind sie anscheinend vorwiegend venösen Charakters. Ich vermuthe desshalb, dass sie vielleicht in besonderen Beziehungen zur Lymphabsonderung stehen.

Soweit reichen meine Beobachtungen über die Blutversorgung der Cutis des erwachsenen Menschen.

Ich schliesse noch die Besprechung einer eigenthümlichen Einrichtung im Fettgewebe an, die mir an meinen Praeparaten aufgefallen ist.

An Querschnitten sehr fettreicher Haut sieht man die Fettschicht durch starke Scheidewände in einzelne Fächer getheilt. Diese Wände (Fig. 18, S. 23), in der Hauptsache aus Elastinfasern gebildet, sind senkrecht zur Cutis und meist auch zur Fascie gestellt und sind gewöhnlich in der Mitte der Fettschicht oder etwas tiefer durch quer verlaufende Wände mit einander verbunden. So entsteht dort eine continuirliche Membran, welche bisweilen ganz eben und genau den Oberflächen parallel, meistens aber in leichten Zickzacklinien verläuft; bei dünnerer Fettschicht kann sie theilweise fehlen, bei dickerer dagegen doppelt, auch dreifach vorhanden sein; von ihr gehen nun die senkrechten Scheidewände nach oben und unten ab, und zwar so, dass die oberen regelmässig viel enger stehen, als die tieferen.

Interessant ist nun, dass dem in den oberen Fächern enthaltenen Fett eine besondere Gefässversorgung eigenthümlich ist. Es erhält nämlich sein Blut grösstentheils durch Gefässe, welche senkrecht aus dem cutanen Netz nach abwärts steigen, also rückläufig sind (Taf. I, Figg. 3 u. 4), während das tiefe Fett von Gefässen versorgt wird, welche die grösseren Stämmchen auf ihrem Wege nach aufwärts abgeben. Spärliche Anastomosen existiren zwischen beiden Sorten von Gefässen und innerhalb einer jeden einzelnen. Von den Fettgefässen verlaufen viele stark geschlängelt.

[1] Tomsa (a. a. O. S. 63) führt sie als „Capillarbezirk für die arteriellen Gefässscheiden“ auf, bildet sie aber auch (Fig. 11) an den Venen ab; ich finde sie übrigens in der beschriebenen charakteristischen Anordnung nur ungefähr in der unteren Hälfte der Cutis. Es sind zwar einige begleitende meist venöse Gefässe dieser Art auch bis in das „subpapilläre Netz“ hinauf zu verfolgen, sie bilden aber jedenfalls die Ausnahme; über dieser Schicht fehlen sie wohl vollständig.

An dem subcutanen Fett der Fusssohle findet sich eine solche deutliche Trennung des Fettes nicht.

Ueber die Arterien des Neugeborenen habe ich schon oben (S. 6) die Bemerkung gemacht, dass sie in Zahl und Anordnung genau denen des Erwachsenen entsprechen. Taf. VI, Fig. 19 zeigt ein Stück Haut, welches durch einen unteren Schnitt wenig über dem Anus und einen oberen ungefähr in der Höhe des elften Rückenwirbels abgetrennt ist. Es zeigt sehr gut, wie der Reichthum an Anastomosen an verschiedenen Stellen differirt und wie die Grösse der Bezirke, die von einer Arterie aus versorgt werden, mit dem Ort wechselt, genau so, wie ich es für den Erwachsenen beschrieben habe. Besonders interessant scheint mir, dass auch an der Fusssohle schon eine deutliche Sonderung der verschiedenen Bezirke des cutanen Netzes (S. 8) bemerkbar ist, wenn auch lange noch nicht in dem Maasse, wie beim Erwachsenen.

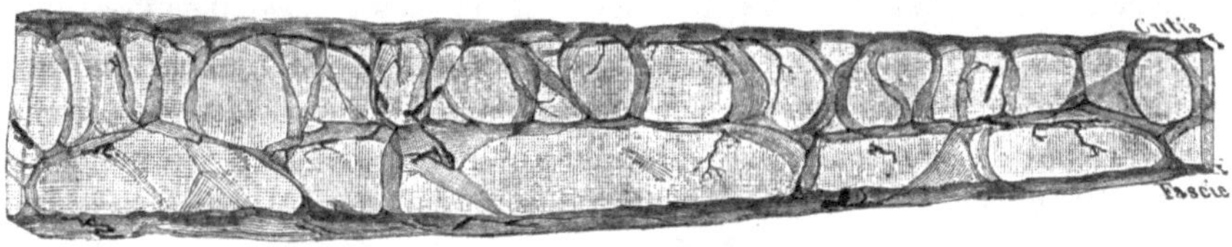

Fig. 18.

Querschnitt durch Cutis und Subcutis von der Mitte des Oberschenkels (Vorderseite) eines 15 jährigen Menschen, zur Demonstration der das Fettgewebe theilenden Scheidewände. Arterielle Gefässe nur angedeutet. Vergr. 2mal.

Das Vorhandensein des „subpapillären Arteriennetzes“ habe ich ebenfalls schon am Neugeborenen feststellen können.

Weitere Einzelheiten muss ich mir für später aufsparen.

B. Morphologische und physiologische Betrachtungen.

Unserer Anschauung nach ist das Blutgefässnetz in seiner ganzen Anordnung, sowie in jedem seiner einzelnen Abschnitte genau den Aufgaben entsprechend angelegt, welche der Blutstrom jeweilig zu leisten hat, und zwar so, dass diese Aufgaben auch in weiten physiologischen Grenzen gelöst werden können. Demgemäss kann uns nur eine Berücksichtigung aller der Kräfte, welche unter physiologischen Verhältnissen in dem Organ oder auf dasselbe in Wirkung treten, dem Verständniss der Anlage und Entwickelung des Gefässsystems näher bringen; und umgekehrt müssen wir von solchen Betrachtungen bestimmte Aufklärungen erwarten über den Ablauf der hydraulischen Vorgänge und somit über die Vorbedingung der Functionsfähigkeit und des Lebens der Organe.

Dem entsprechend ist auch für die Haut nur dann eine Erweiterung unseres Verständnisses möglich, wenn es gelingt, die Form und Grösse der Gefässe auf bestimmte physiologisch wirksame Momente zurückzuführen und in gesetzmässige Beziehungen zu ihnen zu bringen.

Habe ich nun im vorhergehenden möglichst genau die Formen des Blutgefässnetzes geschildert, so will ich jetzt näher auf die physiologischen Verhältnisse eingehen, welche auf den Ablauf des Blutstromes in der Haut wirksam gedacht werden können, und will dann erörtern, in wie weit schon jetzt Uebereinstimmung zwischen Bau und Function erkannt werden kann.

Wir haben dabei natürlich möglichst alle physikalisch und chemisch wirksamen Momente zu berücksichtigen, welche nach unseren jetzt herrschenden Anschauungen etwa einen Einfluss auf die Anlage der Blutbahnen äussern könnten.

Jede Masseneinheit des Cutisgrundgewebes braucht zu ihrer Ernährung jedenfalls eine bestimmte Menge Sauerstoff u. s. w., mag ihr diese nun direct durch die Blutgefässe oder erst indirect durch den Lymphstrom zugeführt werden. Demgemäss entspricht also für die Einheit der Zeit, wenn wir gleiche Zusammensetzung des Blutes und gleiche Geschwindigkeit desselben annehmen, der Masseneinheit des eigentlichen Hautgewebes eine ganz bestimmte Menge Blutes und eine bestimmte Querschnittssumme der zuführenden Blutgefässe. Es bilden also diese beiden letzteren Grössen gewissermaassen eine Function des Blutbedarfes der Haut; Abweichungen derselben von der Einheit sind die Folge von Aenderungen, welche der Blutbedarf der betreffenden Stelle erlitten hat, sei es nun in Folge von besonderen Modificationen im Aufbau des Gewebes (gewissermaassen „inneren Ursachen“), sei es in Folge von Aenderungen im Einfluss von Kräften, die von aussen her auf die Cutis zu wirken im Stande sind („äusseren Ursachen“).

Für eine auf solchen Gesichtspunkten fussende Betrachtung können wir aber leider nicht den leichteren Weg vom Einfachen zum Complicirten einschlagen, sondern müssen umgekehrt aus den allerverwickeltesten Gestaltsbildern die einfachen Formen herauszuschälen versuchen.

Ausserdem bietet aber auch gerade die Haut einer solchen Betrachtungsweise viel grössere Schwierigkeiten dar, als andere Organe. Während bei anderen Organen die Einflüsse, welche sich auf den Blutstrom geltend machen, im Wesentlichen für alle Theile die gleichen sind, ist dies bei der Haut durchaus nicht der Fall. Schon das Hautgewebe an und für sich ist durch den erheblichen für verschiedene Stellen oft ungleichen Wechsel namentlich physikalischer Momente unter stark differirende Existenzbedingungen gesetzt, und besitzt ausserdem in der leichteren Abhängigkeit gewisser Gefässbezirke von Erregungen durch das Centralnervensystem noch weitere Differenzirungen, welche mit besonderen Abweichungen im Aufbau des Gefässnetzes vergesellschaftet sein können. Weiterhin enthält die Haut selbst wieder an den verschiedenen Stellen eine wechselnde Zahl verschiedener kleiner Organe, theils von epithelialem, theils von Drüsen-Charakter, die mit ihren eigenartigen Bedürfnissen selbstverständlich auch wieder einen grossen Einfluss auf die Gestaltung der Blutbahn ausüben müssen, und die so die Ergründung der Gesetze wesentlich erschweren.

Um nun den Einfluss jedes einzelnen der Momente zu erforschen, müssen wir vor Allem natürlich diejenigen Körperstellen auswählen, an denen jedes am hervorragendsten wirksam ist, und etwaige andere Momente an Bedeutung übertrifft; erst dann, wenn wir an solchen Stellen festgestellt haben, in welcher Weise ein Moment die Blutbahn beeinflusst, wo es ausschliesslich oder besonders stark zur Geltung kommt, können wir versuchen die Formen, wie sie an anderen Orten vorkommen, daraufhin zu untersuchen, ob sich auch bei ihnen eine Beeinflussung durch dasselbe Moment erkennen lässt. Dabei dürfen wir aber nicht vergessen, dass wir wohl überall verschiedene Momente gemeinsam und neben einander wirkend haben, und dass wir selbst an denjenigen Stellen, wo ein Moment besonders zu überwiegend scheint, doch auch immer noch andere wirksam finden demgemäss liegen meist sehr verwickelte Verhältnisse vor und es wird nicht immer leicht sein eine befriedigende Erklärung zu geben.

Bei der relativen Kleinheit des Materiales scheint ausserdem noch besondere Vorsicht geboten. Ich werde mich daher vorläufig darauf beschränken, nur die nächstliegenden Folgerungen aus den Thatsachen zu ziehen, ohne mich auf weitergehende Hypothesen einzulassen.

Im weiteren Verlauf der Untersuchung wird man natürlich bei genauer Prüfung jedes einzelnen der Momente darauf kommen können, das eine oder andere derselben als in unserem Sinne unwirksam von der Betrachtung auszuschliessen. Ich möchte nicht unterlassen haben, auf diesen Punkt noch besonders hinzuweisen.

Die Factoren nun, welche auf die Form und Anordnung der Blutgefässe der Haut gestaltend einwirken können, sind die folgenden:

1. Etwa vorhandene verschiedene Dicke und Dichtigkeit der Haut an verschiedenen Stellen.

2. Verschiedenheit im Bau der Cutis, besonders in der Anordnung der collagenen und elastischen Fasern, wie sie sich in der verschiedenen Spaltbarkeitsrichtung äussert.

3. Verschiedenartigkeit der Ein- und Anlagerungen nach Art und Zahl, also Hautmuskeln, Drüsen, epidermoidale Gebilde, Papillen, Fett und nervöse Endapparate, oder, was sich theilweise damit deckt, die Verschiedenartigkeit

der Bedeutung verschiedener Hautstellen als Organe des Stoffwechsels (Wärmeabgabe, Wasserabgabe) und als Sinnesorgan (namentlich Temperaturempfindung), sowie die verschieden starke Abhängigkeit, in der verschiedene Hautbezirke von reflectorischen Erregungen stehen.

4. Verschiedenartigkeit in der Anlage des lymphatischen Apparates, besonders in Rücksicht auf die Anfänge der Lymphgefässe.

5. Verschiedenartigkeit der Unterlagen, einmal wegen der Eigenthümlichkeiten des betreffenden Gefässsystems und des Stromablaufes in ihm und zweitens wegen des Einflusses der betreffenden Organe auf die zuführenden Hautgefässe (Knochen; Muskel, im erschlafften oder contrahirten Zustand; Fascien, schlaff oder gespannt).

6. Verschiedenheit der Befestigung an die Unterlage, ob fest oder locker, ob schwer oder leicht verschiebbar.

7. Verschiedenheit in der Spannung, ob dauernd, ob veränderlich (Streck- und Beugeseite der Gelenke).

8. Verschiedenheit darin, wie Stellen äusseren Drücken ausgesetzt sind (Fusssohle und Fussrücken).

9. Verschiedenheit darin, ob die Stellen vielfach äusseren Temperaturwechseln ausgesetzt oder regelmässig von Kleidung bedeckt sind.

10. Verschiedenheit des hydrostatischen Druckes in den Gefässen (Fusssohle und Kopfschwarte).

Im folgenden werde ich die Bedeutung der erwähnten verschiedenen Factoren abzuwägen versuchen, so weit es mir das geringe vorhandene Material gestattet. Ich möchte dabei nochmals besonders betonen, dass es sich jetzt nur um lückenhafte und vorläufige Schlüsse handeln kann, die eventuell mit gesteigerter Kenntniss wesentliche Aenderungen werden erleiden müssen.

ad 1. Dass die Verschiedenheit in der Dicke und Dichtigkeit als solche einen wesentlichen Einfluss auf das Gefässnetz hat, scheint von vornherein nicht wahrscheinlich, da die Haut als solche, als ein im Wesentlichen aus collagenen und elastischen Fasern bestehendes Gewebe, analog den Sehnen und Fascien wohl überhaupt nur einen spärlichen Stoffwechsel und somit wohl auch nur wenige Blutgefässe besitzt.[1] So zahlreich auch sonst die Gefässe sein mögen, man sieht nie Blutcapillaren, welche das eigentliche Cutisgewebe zu versorgen bestimmt scheinen, auch nicht im unteren Theile desselben, wo die Arterien noch muskulösen Charakter besitzen, wo also durch die Gefässwandung hindurch jedenfalls nur ein geringerer Gas- und

[1] **Tomsa** (a. a. O. S. 54) stellt sogar den Satz auf: „Das Hautgewebe ist durchgehends ohne eigene Capillargefässe.“

Flüssigkeitsaustausch stattfinden kann. In der oberen Hälfte der Cutis, wo eine eigentliche Muskularis fehlt, und wo wir höchstens eine geringe Adventitia haben, und im und über dem „subpapillären Arteriennetz", wo fast nur eine Endothellage vorhanden ist, wo also die Gefässe fast capillären Charakter tragen, ist dagegen eine directe Ernährung des Gewebes durch die Gefässwand hindurch möglich.

Es ist allerdings noch eine Frage, ob nicht etwa namentlich in der unteren Hälfte der Cutis die vielen kleinen Collateralgefässe und die vielen zwischen den grösseren Stämmchen nach abwärts ziehenden kleinen Venen, die doch alle sicher der Muscularis entbehren, wenigstens theilweise die Aufgabe haben, direct der Cutis Nährstoffe zuzuführen, und damit doch eigentliche Ernährungsgefässe für das Bindegewebsgerüst der Haut darstellen. Aber auch eine zweite, schon oben (S. 22) angedeutete Möglichkeit ist vorhanden, dass nämlich diese Gefässe in besonderen Beziehungen zu der Lymphabsonderung stehen und dass sie also nur indirect, durch den Lymphstrom, der gewissermaassen von ihnen ausgehen würde, der Ernährung des Cutisgewebes dienen. Damit würden sehr gut die Befunde an anderen vorwiegend bindegewebigen Organen übereinstimmen, die alle einen spärlichen Blutstrom, dagegen einen ausgeprägten Lymphstrom und damit auch ein besonders kräftig ausgebildetes Lymphgefässnetz besitzen (Sehnen, Fascien, Sclera, Cornea). Wenn eine dieser beiden Annahmen sich bei weiteren Untersuchungen bewahrheiten sollte, so würde damit natürlich auch gesagt sein, dass diese direct oder indirect der Ernährung der Cutis dienenden Gefässe in ihrer Zahl u. s. w. in Abhängigkeit stehen von der Dicke der Haut, also auch bei deren Zunahme grösser gefunden werden müssen.

Die Bedürfnisslosigkeit des eigentlichen Cutisgewebes vorausgesetzt, muss also die Zahl und Anordnung der Gefässe vor Allem abhängig sein von der Art und Zahl der ein- und aufgelagerten anderen Gewebselemente (s. Punkt 3, S. 25 u. 28).

ad 2. Manchot[1] giebt an, dass innerhalb gewisser Grenzen zwischen der Richtung der Langer'schen Spaltbarkeitslinien und der Richtung der von ihm praeparando dargestellten grösseren Hautarterien Uebereinstimmung bestehe, und findet diese in ganz besonderer Weise an den Extremitäten ausgeprägt. Ich hatte schon von Anfang an mein Augenmerk auf diesen Punkt gelenkt, da ich nach den Angaben von Tomsa[2] namentlich für die feinsten Gefässe eine Beziehung zwischen ihrer Richtung und der Lage der Bindegewebsbündel zu finden erwartete, und zwar viel eher für diese, die mit ihrem niedrigeren Binnendruck sich jedenfalls viel mehr

[1] A. a. O. S. 52.
[2] A. a. O. S. 68 u. folgg.

den umgebenden Drücken in ihrer Verlaufsrichtung anpassen müssen, als die stärkeren Gefässe, die bei grösserem innen herrschenden Druck viel leichter von aussen auf sie einwirkende Druckkräfte überwinden können. Trotz wiederholter und genauester Untersuchung konnte ich aber entgegen Manchot und Tomsa weder für die gröberen Gefässe noch für die Bestandtheile des cutanen Netzes eine deutliche derartige Beziehung auffinden. Denn, dass am Vorderarm und an der medialen Fläche des Oberarmes, weniger deutlich an der unteren Extremität, die gröberen Gefässe bei ihrem vorwiegend geschlängelten Verlauf eine gewisse Vorliebe für die Richtung der Längsaxe des Armes und die dazu Senkrechte haben, wage ich nicht als Ausdruck einer solchen Beziehung anzusehen, auch nicht als eine, die ein besonderes morphologisches Interesse hat und etwa bedingt ist durch das Herauswachsen der Extremitäten aus dem Rumpf. Denn wie sollte ein langer cylindrischer Anhang, der nur an einer Basalseite mit dem Rumpf in Zusammenhang steht, sein Blut anders erhalten, als durch lange, seiner Längsaxe ungefähr parallel ziehende Gefässe?

Auch in der Anordnung der Gefässe des cutanen Netzes ist von dem Einfluss der Spaltbarkeitsrichtung gar nichts oder zum mindesten nur sehr wenig zu bemerken. An den Extremitäten ist ja an manchen Stellen die Richtung der Längsaxe und eine dazu senkrechte bevorzugt, aber doch eben nur an einzelnen Stellen. Im Allgemeinen halte ich es nicht für möglich, etwa aus der Anordnung des cutanen Netzes Rückschlüsse auf die Spaltbarkeitsrichtung zu ziehen, wie man es doch im entgegengesetzten Falle müsste im Stande sein können. Eine Betrachtung der Figg. 1 und 2 (Taf. I) und 5 u. 6 (Taf. II) wird die Richtigkeit meiner Behauptung erweisen. Was das subpapilläre Arteriennetz anlangt, so sind an dem auf Fig. 15, S. 15 dargestellten Stück vom Unterschenkel aus der Anordnung ebenfalls kaum irgendwelche Beziehungen zur Spaltbarkeitsrichtung zu erschliessen. Dagegen ist nicht zu leugnen, dass an der Fusssohle die Anordnung der Hautriffen und die damit in Zusammenhang stehende der Bindegewebsbündel einen gewissen richtenden Einfluss sowohl auf die Arterien des cutanen (Taf. III, Fig. 9) als auch auf die des subpapillären Netzes (Fig. 14, S. 14) ausübt, und sich ebenfalls deutlich an den dicht unter den Papillen gelegenen arteriellen Endästchen, sowie an den entsprechenden Venennetzen (Fig. 11, 16 u. 17) ausprägt. An den tiefer gelegenen Venennetzen ist jedenfalls nur wenig von einem solchen Einfluss zu bemerken (S. 20 u. 21 und Fig. 16).

ad 3. Ueber die Bedeutung der verschiedenartigen Ein- und Anlagerungen der Haut kann ich vorläufig nur sehr wenig sagen, da ich bisher absichtlich auf Drüsen, Haare, Nägel, Hautmuskeln und nervöse Apparate keine Rücksicht genommen habe. Aber auch über den Einfluss der Papillen und des Fettes bin ich noch nicht genügend im Klaren; erstere Verhältnisse habe ich genauer nur an der Fusssohle untersucht, wo als ein wichtiges Moment der Druck in Frage kommt, dem die Cutis und besonders wohl die Papillarschicht oft durch die Körperlast ausgesetzt ist. Für ein ausreichendes Verständniss der Beziehungen zwischen den hier in Betracht kommenden Formen und äusseren Einflüssen ist also erstens das untersuchte Material schon an und für sich zu klein; zweitens scheinen dazu aber auch noch umfangreiche Untersuchungen nach bestimmten anderen Richtungen nöthig.

Wir werden annehmen können, dass, unter sonst gleichen Bedingungen mit der Zahl der Papillen, d. h. mit dem Gesammtquerschnitt der in ihnen enthaltenen Capillaren, der Gesammtquerschnitt der zuführenden Arterien, sowie jedenfalls auch die Dichtigkeit der Netze und der Querschnitt einzelner Abschnitte derselben zunimmt. Bei der Betrachtung der Fusssohle und, weniger deutlich, auch der Handfläche, sieht man nun zwar auffällige Unterschiede am cutanen Arteriennetz in der Weise, dass die Dichtigkeit desselben, sowie die Weite und die Gleichmässigkeit der Gefässe desselben zunimmt mit der Grösse des häufig auf den betreffenden Stellen lastenden Druckes. Leider wissen wir aber nicht, ob damit zugleich auch entsprechende Verschiedenheiten in der Zahl der Papillen vergesellschaftet sind. Wiederholte Messungen, wie sie für Feststellung der Maasse des Modelles (Taf. V, Fig. 16 u. 17) nothwendig waren, lehrten mich zwar, dass ziemlich weitgehende Differenzen in Zahl und Grösse der Papillen an der Fusssohle vorkommen,[1] aber ich hatte weder genügendes Material noch Zeit und Absicht, diesen Punkt jetzt durch weiter fortgesetzte Messungen zu erörtern. Es wäre wünschenswerth, dass bald eine systematische Untersuchung darüber vorgenommen würde, zumal da diese uns wohl auch mehr Klarheit über die eigenthümliche mechanische Bedeutung, welche in der Anordnung der obersten Cutisschicht in Form von Papillen liegt, bringen muss.

Einestheils muss ja die Anordnung dieser obersten Schicht in Form kegelförmiger Papillen nicht bloss durch die Vergrösserung der Berührungsflächen zwischen Cutis und Epidermis eine sicherere Befestigung zwischen beiden ergeben, sondern auch durch das verschränkte Ineinandergreifen der Fortsätze beider Gewebe besonders einer Continuitätstrennung durch Einwirkung seitlich wirkender Drücke (Abscheeren) hinderlich sein (d. h. die Schubfestigkeit wird vergrössert). Zweitens scheint diese Anordnung aber auch die Bedeutung zu haben, dass ein in einer Richtung auf die Ober-

[1] Man vergl. auch Philippson, Ueber die Formveränderungen des Papillarkörpers der Haut durch die Wirkung einfacher mechanischer Kräfte. Virchow's *Archiv.* Bd. 120. 1890. S. 184.

fläche der Epidermis wirkender Druck nicht einseitige Compression der obersten Cutisschicht, die durch den Reichthum an Nervenendapparaten und Blutcapillaren besonders empfindlich erscheint, sondern in Folge seiner Vertheilung über die ganze Oberfläche der Papille eine allseitige Verkleinerung derselben bewirkt, deren Grösse für die Einheit der Oberfläche geringer ist und bei der wohl namentlich die centralen Partieen weniger gedrückt werden, als dies bei anderer Anordnung der Fall sein würde.

Mit dieser Auffassung von der innigen Beziehung zwischen Zahl und Form der Papillen einerseits, und der Grösse des Druckes, dem die betreffende Stelle häufig ausgesetzt ist, andererseits, stimmt auch ganz gut die Angabe von Tomsa,[1] dass (in der Raumeinheit der Pars papillaris cutis) der Gesammtquerschnitt des capillaren Gefässbezirkes auch abhängig ist von der Höhe der Papillen, und dass diese wieder im geraden Verhältniss zur localen Epidermislage steht; letztere ist aber doch sicher wesentlich mit abhängig von den äusseren Drücken, die auf sie einwirken.

Es ist also nicht unwahrscheinlich, dass an den Stellen, wo wir die höchsten und dichtesten Papillen haben, Zahl und Grösse derselben selbst in bestimmter Abhängigkeit stehen von äusseren Drücken. Dann würden wir aber an Fusssohle und Handteller die grössere Zahl und Weite der Gefässe nicht als wesentlich von den Zahl- und Grössenverhältnissen der Papillen abhängig zu denken haben, sondern beide als Folgen eines und desselben äusseren mechanischen Momentes auffassen müssen. Nur die Richtung der Gefässe in den flach ausgebreiteten arteriellen und venösen Netzen würde dann als Folge gewisser im Papillartheile der Cutis vorhandener Verhältnisse liegen, die zugleich mit der Zunahme der Papillen auftreten (Riffenbildung).

Wie viel von diesen Eigenthümlichkeiten ererbt und wie viel später erst durch den Einfluss äusserer Momente dazugekommen ist, kann ich vorläufig nicht entscheiden. Denn die Thatsache, dass die Fusssohle des Neugeborenen schon ähnliche Unterschiede im Arteriennetz zeigt, wie die des Erwachsenen (vergl. S. 23), können wir so lange nicht verwerthen, als wir nicht wissen, ob nicht vielleicht schon zu dieser Zeit in den Verschiedenheiten der Papillenanlagen Ursachen dafür vorhanden sind. Wahrscheinlicher ist es nach Analogie mit anderen Stellen (vgl. S. 41), dass es sich wenigstens theilweise um vererbte Eigenthümlichkeiten handelt. Andererseits ist aber ja auch namentlich durch die Untersuchungen von Lewinski[2]

---

[1] A. a. O. S. 58.

[2] Ueber Hautfurchen und Hautpapillen. (Sitzungsbericht der physiol. Gesellschaft zu Berlin vom 24. Februar 1882). *Dies Archiv.* Physiol. Abth. 1882. S. 118. — Ueber die Furchen und Falten der Haut. Virchow's *Archiv.* Bd. 92. 1883. S. 135.

sichergestellt, dass mechanische Kräfte auf die feinere Architektur der Hautoberfläche einen wesentlich gestaltenden Einfluss besitzen.

Der Bluttstrom des Fettes ist, wie oben geschildert, ein ganz eigenthümlicher. Man sollte namentlich, da das cutane Fett durch rückläufige Gefässe aus dem cutanen Arteriennetz mit versorgt wird, vermuthen, dass die Mächtigkeit der Fettlage auf die Ausbildung des cutanen Netzes einen Einfluss haben müsste. Wenn man gleiche Hautstellen von einem fettreichen und einem fettarmen Individuum vergleicht, so scheint bei oberflächlicher Betrachtung allerdings ein grosser Unterschied zwischen beiden vorhanden zu sein, aber er liegt wesentlich nur in dem Anblick, den die Gefässe des subcutanen Gewebes darbieten. Am Oberschenkel z. B. steigen in der fettreichen Haut die Gefässe allmählich von der Fascie aus zu dem cutanen Netz in die Höhe; die Gefässäste und ihre Anastomosen sind aber soweit räumlich von einander getrennt, dass sie von einander und von denen des cutanen Netzes mit Leichtigkeit zu unterscheiden sind; in einem ganz abgemagerten Hautstück ist die ganze Dicke des subcutanen Gewebes eventuell auf Bruchtheile eines Millimeters zusammengeschrumpft und es sind in Folge dessen die Ueberreste der ehemaligen Fettarterien und die Anastomosen zwischen ihnen und in der Fascie nahe an das cutane Netz herangerückt und von diesem nicht so leicht zu unterscheiden; es macht die fettarme Haut sogar einen gefässreicheren Eindruck als die fettreiche. Vergleicht man aber nur das cutane Netz beider miteinander, so scheinen zwischen beiden keine wesentlichen Unterschiede zu bestehen, soweit es sich eben ohne genaue Messungen vorläufig sagen lässt.

Dieser letzte Befund würde allerdings theilweise auch ganz wohl mit unseren Anschauungen über den Stoffwechsel und die Circulationsvorgänge im Fettgewebe übereinstimmen. Denn an einem im Stoffwechselgleichgewicht befindlichen fettreichen Individuum sind jedenfalls die Umsetzungsprocesse im Fettgewebe und damit auch das Blutbedürfniss ausserordentlich gering. Andererseits wissen wir aber auch, dass die Einschmelzung des Fettes, sowie die erste Anlagerung desselben (wenigstens bei Thieren [Toldt, v. Kölliker, Altmann]) in einer erstaunlich kurzen Zeit vor sich gehen kann. Wir würden, wenn der obige Befund sich bei weiteren Untersuchungen voll bestätigt, anzunehmen haben, dass dem mit dem Aufbau und der Einschmelzung des Fettgewebes offenbar verbundenen vermehrten Stoffwechsel und dementsprechend verstärkten Blutkreislauf allein durch die Erweiterung der zuführenden Gefässe Genüge geleistet wird; es besitzen ja die zur Haut führenden Gefässe und die des cutanen Netzes eine continuirliche Schicht von Ringmuskelfasern, die zur Schaffung weitgehender Querschnittsdifferenzen sicherlich ausreichen.

Was die Blutversorgung des Fettes selbst anlangt, so hat schon

Tomsa[1] gesehen, dass dieselbe bei gewisser Dicke der Fettschicht eine zweifache ist; einmal steigen direct Arterien aus den subcutanen Fascien in das Fett nach aufwärts und versorgen den unteren Theil desselben (das „subcutane Fett“), und zweitens entspringt aus jeder „Hautarterie“ (d. h. den Gefässen, die in die Cutis eintreten) regelmässig ein Zweig, der zu dem dicht unter der Cutis gelegenem Fett (dem „cutanen Fett“) geht. „Bei starker Fettentwicklung steht es (das Capillarsystem dieser letzteren Arterien) zunächst in horizontaler Communication mit anderen, benachbarten, ebenfalls aus der Hautarterie abstammenden Capillarsystemen des Fettes (Verschmelzung des cutanen Fettes) . . . .,“ und ausserdem können, „bei sehr starker Fettentwickelung die Blutgefässbezirke des Fettes auch in senkrechter Richtung nach abwärts mit Capillarbezirken verschmelzen, die ihr Blut aus den Blutgefässen der Fascien schöpfen, wodurch das Fett nicht allein auf die Hautarterie angewiesen ist. (Verschmelzung des cutanen Fettes mit dem subcutanen).“ Das venöse Blut soll genau in entsprechender Weise abfliessen, d. h. das aus dem cutanen Fett kommende nach oben in die Venen der Cutis, das aus dem subcutanen Fett stammende gleich unmittelbar in die horizontal verlaufenden subcutanen Venenstämme.

Diese T.'sche Beschreibung, die im Original allerdings etwas an Unklarheit leidet, stimmt mit der meinigen in den Grundzügen überein; aber ich finde eine solche Vertheilungsweise der Gefässe nur dann, wenn das Fett nur schwach entwickelt und nicht über wenige ^{mm} dick ist. Ist die Fettschicht noch stärker (Fig. 18, S. 23), so wird durch das Auftreten von Zwischenwänden eine auffällige Scheidung nicht bloss in verticaler, sondern namentlich auch in horizontaler Richtung hervorgebracht. Wir erhalten so eine Eintheilung in polyëdrische Lappen, von denen jeder durch eine grössere Arterie versorgt ist, die mit den benachbarten durch schwächere Anastomosen verbunden sein kann; jeder dieser Lappen besitzt also eine gewisse Selbständigkeit in Bezug auf die Blutzufuhr; ausserdem sind aber diese Lappen häufig in zwei Reihen über einander angeordnet, die durch eine continuirliche mehr oder weniger zickzackförmige Zwischenwand getrennt sind; die oberen erhalten ihre Arterien aus dem cutanen Netz, die unteren aus den durch das Fett zu jenem aufsteigenden grösseren Gefässe. So ist eine auch schon ohne besondere Hilfsmittel leicht sichtbare Trennung in ein subcutanes und ein cutanes Fettlager vorhanden, der auch, da die Anastomosen zwischen den entsprechenden Gefässen mindestens nur schwach sind, offenbar ein Unterschied in der Blutzufuhr entspricht. Das cutane Fett ist mit seinem aus den cutanen Netz stammenden rückläufigen Arte-

[1] A. a. O. S. 64 u. 65.

rien unter genau dieselben Bedingungen gesetzt, wie die darüber liegende Cutis, und diese müssen dann, wenn einzelne zur Haut führende grössere Arterien verengt werden, jedenfalls günstigere sein, als die für die aus der verengten Arterie versorgten Lappen des subcutanen Fettes. Soweit sich schon in den Fascien oder im Bereiche des cutanen Fettes stärkere Anastomosen zwischen benachbarten Hautarterien finden (namentlich an den unteren Extremitäten), kann dieser Unterschied in der Blutversorgung bis zu einem gewissen Grade wieder ausgeglichen werden. An der Fusssohle findet sich, auch da wo die Fettschicht sehr dick ist, die Trennung in cutanes und subcutanes Fett nicht so ausgeprägt, wie an anderen Hautstellen mit dünnerer Fettlage.

Ob mit dieser eigenthümlichen Trennung des Fettes in eine cutane und eine subcutane Schicht auch morphologische Unterschiede zwischen beiden verbunden sind, kann ich vorläufig nicht sagen; besondere Untersuchungen über Entwicklung und Schwund des Fettes werden jedenfalls darüber Aufschluss gewähren.

Die Einschaltung zahlreicher elastischer Zwischenwände giebt uns aber Veranlassung zu einer besonderen Vorstellung über den Einfluss von Druck auf das Fettgewebe, und mit dieser stimmt die Gefässanordnung sehr wohl überein.

An den Stellen, wo die elastischen Zwischenwände zahlreich vorhanden sind, können wir uns die Masse des Fettes aufgebaut denken aus einer grossen Zahl kleiner elastischer Kissen, die dicht an einander gereiht und gegen einander abgeplattet in zwei Schichten über einander angeordnet sind und deren Inhalt zwar zähflüssig, aber wegen des auspressbaren Lymph- und Blutgehaltes doch etwas compressibel ist. Jeder von oben her wirkende Druck oder Zug muss desshalb mehr auf die obere Reihe der Läppchen, auf das cutane Fett, wirken und kann nur in abgeschwächter Stärke an der unteren Reihe, dem subcutanen Fett, zur Geltung gelangen. Dementsprechend würde das cutane Fett leichter Störungen von Seiten der Blutzufuhr ausgesetzt sein, wenn es nicht durch seine Abhängigkeit vom cutanen Arteriennetz meist unter günstigere Bedingungen gestellt wäre als das subcutane.

Bei seitlichen Verschiebungen dienen die Wände, namentlich die senkrechten, gewissermaassen als Führung, an der die Cutis über die Fascie hingeschoben wird; dass sie zugleich nicht starr, sondern elastisch sind, giebt dabei doch eine gewisse Freiheit in der Beweglichkeit. Bei Einwirkung von Druck von aussen oder innerhalb des Fettgewebes werden dadurch, dass dieses in einer grossen Summe kleiner von elastischen Wänden umgebener Kissen angeordnet ist, die Folgen des Druckes jeweilig auf den kleinstmöglichen Raum beschränkt. Ausserdem sind die Gefässe (und jedenfalls auch die Nerven) in den starken widerstandsfähigen Scheidewänden fest eingebettet, können also durch äussere mechanische Einwirkungen nicht gegenseitig und gegen die übrigen Theile hin verschoben werden; die Folgen solcher Einflüsse können also nur innerhalb der einzelnen Fächer zu Tage treten. Die Einschaltung der horizontalen Scheidewand hat namentlich die Bedeutung, dass kleinere Zug- und Druckkräfte nur eine Verschiebung oberhalb derselben hervorbringen und erst grössere auch die tieferen Septen beanspruchen und auf deren Fettschicht einwirken.

Ich möchte an dieser Stelle noch ein paar Bemerkungen anfügen, nach welchen Richtungen hin wir weitere Besonderheiten an den Einrichtungen der Blutbahn zu erwarten haben auf Grund der Verschiedenartigkeit der Bedeutung der einzelnen Hautstellen als Organe des Stoffwechsels und als Sinnesorgan, sowie auf Grund der verschieden starken Abhängigkeit, in der die einzelnen Hautbezirke von reflectorischen Erregungen stehen.

Was zuerst den ersteren Punkt anlangt, so lässt sich darüber leider nur wenig sagen, so lange nicht unsere Kenntnisse über die vegetativen Functionen der Haut ausgedehntere sind als bisher. Solange noch überhaupt Streit darüber ist, ob eine sogenannte „Perspiration" („Hautathmung"), also besonders eine gasförmige Abgabe von Wasser existirt, ohne oder mit einer tropfenförmigen Wasserabscheidung durch die Knäueldrüsen, oder ob namentlich die Wasserausscheidung ausschliesslich durch die letzteren bewirkt wird,[1] so lange ist noch nicht zu sagen, nach welcher Richtung hin wir besonders unser Augenmerk zu richten haben. Im ersteren Falle würde den dicht unter der Epidermis gelegenen Blutgefässnetzen eine wesentlich erhöhte Bedeutung zukommen müssen. Wir würden eine besondere Ausbildung derselben mit Einrichtungen für den plötzlichen verstärkten Zufluss zu erwarten haben, und wir würden eine besondere Verbindung mit nervösen Apparaten sowie jedenfalls auch eine besondere Abhängigkeit von gewissen Wärmecentren und psychischen Centren vermuthen können. Im anderen Falle müssten die Wege des Blutstromes für die Knäueldrüsen unser ganzes Interesse in Anspruch nehmen, und wir würden an diesen nachforschen müssen, welche Mittel ihnen zu Gebote stehen, um plötzlich grosse Mengen von Schweiss absondern zu können (namentlich bei

---

[1] Man vergleiche hierzu für erstere Ansichten die zwei Abhandlungen von Oehl und Meissner in „Zwei vergessene Arbeiten der Hautanatomie." *Dermatol. Studien.* II. Reihe. 2. Heft. 1889. Hamburg und Leipzig L. Voss, mit Einleitung von P. G. Unna, sowie des letzteren Artikel: „Kritisches und Historisches über die Lehre von der Schweisssecretion". Schmidt's *Jahrbücher.* Bd. 194. 1882. Heft 1 und „Ueber die insensible Perspiration der Haut". *Verhandlungen des IX. Congresses für innere Medicin.* S. 230—250; für die entgegengesetzte Auffassung die Zusammenstellungen von: François-Franck, Artikel: „Sueur" im *Dictionnaire encyclopédique des sciences médicales.* Paris, G. Mason 1883, sowie G. Bunge, *Physiol. Chemie.* II. Aufl. 1889. S. 264—269.

psychischen Affecten), und in wie weit vielleicht einzelne Gebiete darin vor anderen bevorzugt sind. Auch besitzen wir zwar genauere Messungen über die Zahl der Schweissdrüsen an den verschiedenen Körperstellen,[1] leider aber noch keine über die ungefähre Secretionsoberfläche, sowie über die Schweissmengen, die unter möglichst gleichen Bedingungen von den verschiedenen Stellen ausgeschieden werden.

Die grosse Bedeutung der Haut für die Wärmeökonomie des ganzen Organismus braucht nicht erst besonders hervorgehoben zu werden, ebenso wenig, dass die Anordnung und die nervösen Einrichtungen der Blutgefässe für die Regulirung dieser Function von der grössten Tragweite sind. Es scheint, als ob die flächenhafte Ausbreitung namentlich der venösen Netze mit ihrer auffällig grossen Oberfläche in erster Linie dazu beiträgt, dass die Haut im gegebenen Moment so bedeutende Mengen von Wärme durch Strahlung und Leitung abgeben kann. In inniger und ausgiebiger Verbindung mit nervösen Apparaten, die eine ausserordentlich feine Einstellung des Blutzuflusses und der Weite der Strombahnen ermöglicht, ist weiterhin die Einrichtung zu suchen, welche eine so genaue Temperirung des Körpers ermöglicht bei dem oft grossen und plötzlichen Wechsel des Verhältnisses zwischen Aussentemperatur und Körperwärme.

Von ganz besonderem Interesse würde es auch sein, etwas genaueres über die Beziehungen zwischen dem Aufbau des Gefässsystems und seiner Abhängigkeit von nervösen Apparaten zu erfahren.

Mit der grösseren Leichtigkeit und mit der gesteigerten Häufigkeit mit der die Blutgefässe bestimmter Hautstellen namentlich seelischen Reflexen gehorchen,[2] müssen wir an dem Blutgefässsystem der betreffenden Stelle auch besondere Einrichtungen vermuthen, vermöge deren jene in weiten Grenzen schwankende Blutmengen fassen können, und die das plötzliche Erscheinen einer solchen Welle und ihr rasches Verschwinden ermöglichen. Die Gefässmusculatur und mit dieser die Möglichkeit durch Erschlaffung und Zusammenziehung derselben weitgehende Querschnittsdifferenzen zu schaffen, existirt ja an den Arterien der menschlichen Haut[3] nur in der unteren Hälfte der Cutis, hört also noch unter dem „subpapillären Netz" auf; an den Venen scheint sie aber gar nur auf das Netz zwischen Cutis und Subcutis beschränkt zu sein. Damit sind wir gezwungen, für die über diesen Lagen vorhandenen Blutgefässe eine Veränderung des

---

[1] Krause, *Handbuch der menschlichen Anatomie.* 2. Aufl. Bd. II. S. 302.

[2] Man vergl. dazu besonders: A. Mosso, *Die Furcht.* Leipzig, S. Hirzel. 1889. Cap. V. *Das Erblassen und das Erröthen.* S. 80—92.

[3] Für die Haut des Hundes gilt nach Stirling (a. a. O. S. 107) gleichfalls, dass die Arterien „kurz nach dem Eintritt in die Cutis schon die Muskelringe einbüssen."

Lumens anzunehmen allein wohl durch Vermittelung der Gefässepithelien und in einem Umfange, wie wir ihn uns sonst nur als durch Beihilfe der Gefässmusculatur möglich vorzustellen pflegen.

Neben besonders kräftig entwickelter Gefässmusculatur können wir an Stellen, die reflectorisch eigenthümlich eingeschaltet sind, noch besonders innige und ausgiebige Verbindungen mit Gefässnerven erwarten, wiewohl auch die Form der zuführenden Stromwege einem plötzlichen Zuströmen grösserer Mengen Blutes besonders geeignet sein wird, und wie jedenfalls auch durch Anlage reicher venöser Netze, in denen Klappen möglichst wenig Strömungshindernisse bieten, eine vollständige und schnelle Entleerung des Gebietes gewährleistet ist.

ad 4. Dass bedeutende Verschiedenheiten in der Anlage des lymphatischen Apparates vorhanden sind, ist namentlich durch die Untersuchungen von Neumann[1] festgestellt worden. Bis jetzt kann ich aber leider noch gar nichts darüber aussagen, ob mit jenen auch zugleich Besonderheiten am Blutgefässsystem gefunden werden, namentlich nach der Richtung hin dass da, wo etwa die Lymphwurzeln Eigenartigkeiten erkennen lassen, auch die Anordnung der Blutgefässe und der Bau ihrer Wandung in charakteristischer Weise von denen an anderen Stellen abweicht. Eine befriedigende Auskunft auf diese Fragen werden wir desshalb nur aus einer beide Gefässsysteme berücksichtigenden Untersuchung erwarten können. Im Uebrigen verweise ich auf das S. 22 und 27 gesagte, wo ich der Vermuthung Ausdruck gegeben, dass eine bestimmte Reihe von Blutgefässen in besonderer Beziehung zu dem Lymphstrom steht.

ad 5. Was nun weiterhin die Frage anlangt, ob sich mit der Verschiedenartigkeit der Unterlagen der Haut (Muskeln oder Knochen u. s. w.) auch Verschiedenheiten in der Gefässvertheilung finden, so habe ich am „cutanen Arteriennetz“ keine durchgreifenden Unterschiede bemerken können, die sich auf jene als das ursächliche Moment zurückführen lassen. Besonderheiten auffälliger Art finden sich dagegen in dem Verhältniss zwischen den grösseren zuführenden Arterien und den darüber liegenden Organen.

Da wo die Haut direct auf dem Knochen aufliegt (namentlich an der Tibia), kommen ihre Gefässe in der nächsten Nachbarschaft des Knochens aus der Tiefe, steigen zur Cutis auf und bilden dort in der gewöhnlichen Weise das cutane Netz; das Gefässnetz des Periostes steht dabei in Zusammenhang mit ihnen und stellt so in der Tiefe Verbindungen zwischen den grösseren Stämmen her, aus denen wohl Aeste für das subcutane Fett, anscheinend nicht aber solche für das cutane Arteriennetz entspringen.

---

[1] *Zur Kenntniss der Lymphgefässe der Haut.* Wien, W. Braumüller. 1873.

An den Stellen, wo Muskeln, Sehnen und Fascien die Unterlage der Haut bilden, kommen die grossen Hautarterien im Allgemeinen zwischen den Muskeln und Sehnen hervor und durchbohren die subcutanen Fascien.[1] Dieses Verhältniss ist besonders deutlich ausgesprochen an den langen und kurzen Rückenmuskeln, an den Extremitätenmuskeln und an Fuss und Hand.

Namentlich an Vorderarm und Unterschenkel sieht man desshalb bei der Betrachtung der Haut von der unteren (Fascien-) Seite aus die Durchtrittsstellen der Arterien durch die Fascien in Reihen angeordnet, die den Zwischenräumen zwischen den Muskeln und Sehnen entsprechen und deren Breite dementsprechend mit der jener variirt. Ausser diesen sieht man bei schmalen Muskeln aus der Substanz derselben und aus den Sehnen gewöhnlich keine oder nur schwache Gefässe herauskommen. Sind die Muskeln breiter, wie z. B. der Deltoides, so entspringen zwar einige Arterien aus den Muskelgefässen, aber ihr Durchmesser ist meist so klein, dass er gegenüber dem der Hauptzuführenden in den Hintergrund tritt.

Ganz im Gegensatz dazu treten an bestimmten Stellen des Körpers, und zwar an der vorderen Brust- und Bauchwand, an dem medialen Abschnitt der Rückenhaut und in der Glutaealgegend regelmässig eine mehr oder weniger grosse Zahl von grossen Arterien aus der Muskelsubstanz heraus. Handelt es sich bei den ersteren Regionen um bestimmte einzelne grosse Gefässe, deren jedes einen grösseren Bezirk zu versorgen bestimmt scheint, und durchbohren diese den Muskel an den dünneren Stellen desselben in der Nähe der Rumpfursprünge, (z. B. M. latissimus dorsi, M. pectoralis major),[2] so fällt dagegen vor Allem der M. glutaeus maximus dadurch auf, dass eine grosse Zahl stärkerer Arterien mitten aus der dicken Muskelmasse herauskommt, um senkrecht nach aufrecht zu steigen und das an dieser Stelle dichte cutane Netz zu bilden.[3] Der Befund unterscheidet sich so wesentlich von dem an anderen Stellen, dass man unwillkürlich vermuthet, dieses Verhalten müsse in Zusammenhang stehen mit Eigenthümlichkeiten, die sich nur an der betreffenden Stelle finden. Denn wenn auch anderwärts bisweilen einzelne Gefässe gefunden werden, die direct aus der Masse der Muskeln herauskommen, so handelt es sich doch immer um relativ kleine, die gegen die der Nachbarschaft zurücktreten.[4]

Die Anfangsstücke der grossen Hauptgefässe sind ja zum grössten Theil, nämlich soweit sie in den von Bindegewebe und Fett erfüllten intermuscu-

---

[1] Für diese und die folgenden Bemerkungen vergleiche man Manchot, a. a. O. Taf. VI—VIII, Figg. 10—18.

[2] Manchot, a. a. O. Taf. I u. II, Figg. 1—4.

[3] Taf. VI, Fig. 19 untere Hälfte; s. auch Manchot, a. a. O. Taf. VII, Fig. 15.

[4] Manchot, a. a. O. Taf. VIII, Fig. 17.

lären Zwischenräumen liegen, verhältnissmässig geschützt (namentlich vor Verengerung bei Contraction der benachbarten Muskeln). Auch die meisten der aus Muskeln austretenden Hautarterien, nämlich diejenigen, die sie in der Nähe des Ansatzes verlassen, können wohl, da diese Abschnitte des Muskels bei der Contraction eine nur geringe Orts- und Gestaltsveränderung erleiden, während der Thätigkeit derselben nur wenig verengert werden. Im Gegensatz dazu scheinen die Gefässe, die direct aus der Masse des M. glutaeus maximus herauskommen, unter wesentlich ungünstigere Bedingungen gesetzt und werden jedenfalls bei jeder Contraction des Muskels zusammengedrückt. Das gleichzeitige Vorhandensein eines besonders stark entwickelten cutanen Netzes giebt aber die Möglichkeit, dass bei derjenigen Körperhaltung, bei der durch Contraction des M. glutaeus leicht einzelne Aeste verschlossen werden, während der aber die darüber liegende Haut gewöhnlich nicht belastet ist (beim Gehen), diese von wenigen Stellen aus genügend mit Blut versorgt werden kann. Andererseits ist wohl in den Fällen, wo das Anastomosennetz leicht an einzelnen Stellen zusammengedrückt werden kann (beim Sitzen), der Zufluss durch den Muskel unbehindert.

Dass überhaupt die Contraction der Muskeln auf die durchtretenden Hautgefässe von wesentlichem Einfluss ist, scheint mir auch besonders durch eine Beobachtung erwiesen, die ich an mir selbst gemacht habe. Mir gelingt es leicht, durch Contraction des M. palmaris brevis, während der sich zugleich auch die tieferliegenden Muskeln des kleinen Fingers zusammenziehen, einen etwa Fünfzigpfennig-Stück grossen Hautbezirk in der Mitte des Ballens anaemisch zu machen (besser an der linken als an der rechten Hand). Ich führe diese Thatsache zurück auf eine Compression der zur Haut aufsteigenden Gefässe durch die Muskeln, zwischen denen sie verlaufen (siehe dazu Taf. III, Fig. 8).

Weitere Untersuchungen werden hoffentlich auch über diesen Punkt noch mehr Licht verbreiten.

Die zur Haut führenden Arterien müssen die subcutanen Fascien durchbohren; die Stellen, an denen dies geschieht, sind scheinbar keinen bestimmten Gesetzen unterworfen, doch wohl aber nur scheinbar; denn wir wissen, dass namentlich durch die Muskelcontractionen die Fascien in sehr verschiedener Weise angespannt werden. Die Durchtrittsstellen der Gefässe werden also jedenfalls so angeordnet sein, dass die Blutzufuhr möglichst ungehindert stattfinden kann. Diese Anschauung hat sich bei mir herausgebildet durch die Beobachtung, dass durch gewisse Fascien, wie z. B. die Fascia plantaris keine, oder doch wenigstens nur minimale Arterien hindurchtreten, jedenfalls weil die besondere mechanische Function dieses Apparates ein Hinderniss darstellt für ein möglichst ungehindertes Strömen des Blutes in den durchtretenden Gefässen. Auch andere Stellen scheinen mir Aehnliches zu zeigen, ohne dass ich allerdings vorläufig in der Lage bin, genaueres darüber auszusagen. Ich muss es auch einstweilen dahingestellt sein lassen, wie weit es sich bei diesen und bei anderen Momenten um erst nach der Geburt mit Eintritt kräftiger Muskelcontractionen u. s. w. erworbener besonderer Eigenthümlichkeiten handelt, oder wie weit die betreffenden Einrichtungen gleich vom Anfang an so gefunden werden; am Neugeborenen sind sicher ein grosser Theil derselben schon vorhanden. Es ist wünschenswerth, bei weiteren Untersuchungen auch den Austrittsstellen der Arterien aus den darunter liegenden Organen und der vielleicht allmählichen Entwicklung derselben eine erhöhte Aufmerksamkeit zuzuwenden, namentlich von dem Gesichtspunkte der angedeuteten mechanischen Momente aus. Zugleich möchte ich noch bemerken, dass auch für die Hautnerven der gleiche Gedankengang anwendbar erscheint.

ad 6. Die Verschiedenheit der Befestigung der Haut an der Unterlage äussert sich anscheinend nur darin, dass da, wo die Cutis lockerer mit den subcutanen Fascien u. s. w. verbunden und leichter über ihnen verschiebbar ist, die Gefässe länger sind und mehr oder weniger geschlängelt verlaufen. Dies fällt besonders auf am Vorderarm und am meisten an der Dorsalseite desselben, wo die Schlängelung der Gefässe zunimmt mit ihrer Entfernung vom Olecranon, also genau entsprechend der Zunahme der Verschiebbarkeit der Haut bei Pronations- und Supinationsbewegungen; am stärksten ausgeprägt ist sie ja auch an der Dorsalseite nahe dem Handrücken.

Ob sich an solchen Stellen auch Besonderheiten in der Summe der elastischen Elemente an der Haut überhaupt und den Gefässen insbesondere finden, konnte ich bisher noch nicht feststellen.

Die interessantesten Objecte für solche Untersuchungen müssen jedenfalls diejenigen Menschen darstellen, deren Haut sich durch eine so ausserordentliche Dehnbarkeit auszeichnet, dass sich ihre Besitzer als „Wundermenschen mit Gummihaut“ öffentlich sehen lassen. Es ist mir nichts davon bekannt, dass genauere Untersuchungen darüber angestellt sind, ob der Blutkreislauf und der Bau der Gefässwand bei diesen Leuten Besonderheiten aufweist. Letztere sind ebenso zu vermuthen, wie es wohl auch wahrscheinlich ist, dass namentlich die Nerven sich anatomisch eigenthümlich verhalten und dass sich physiologische Unterschiede unter anderen auch an den Hautsinnesorganen finden.

ad 7. Die Vermuthung, dass sich mit Verschiedenheiten in den Spannungsverhältnissen auch besonders auffällige in der Anordnung der Gefässe finden würden, hat sich mir nicht im vollen Umfange bestätigt.

An dem Knie eines 15 jährigen jungen Menschen, der ein ziemlich gleichmässiges reichliches Fettpolster besass, finde ich die Zahl der zuführenden Gefässe an der Streckseite kleiner, ihr Gebiet grösser, sehr reichliche Anastomosen in der Fascie und dem Fettgewebe, am cutanen Netz aber keine besonderen Unterschiede; an dem eines ungefähr 40jährigen stark abgemagerten Mannes sieht man dagegen an der Streckseite längere, dickere und stärker geschlängelte Gefässe, die theilweise auffällig starke Anastomosen in der Tiefe erkennen lassen, und aus denen sich ein sehr dichtes und gleichmässiges cutanes Netz entwickelt.

Am Ellenbogen eines mit geringem Fettpolster versehenen jugendlichen Individuums bestehen die Unterschiede zwischen Streck- und Beugeseite hauptsächlich darin, dass erstere durch eine grössere Anzahl kleinerer, stark geschlängelter Gefässe versorgt wird, dass auch vielleicht das cutane Netz etwas dichter ist, und dass sich mehr subcutane Anastomosen, als auf der Beugeseite befinden.

Weiteren Untersuchungen bleibt es vorbehalten, Genaueres zu ermitteln und die theilweisen Widersprüche aufzuklären.

ad 8. Einen der wichtigsten Factoren für den Aufbau des Gefässnetzes in der Haut bildet jedenfalls der Druck, dem die betreffende Hautstelle häufig ausgesetzt ist; wenigstens unterscheiden sich die Bilder der am meisten davon betroffenen Bezirke ganz auffällig von denen der anderen. Ich kann vorläufig nur von den Besonderheiten der zuführenden grossen Gefässe und des cutanen Netzes sprechen und habe eine genaue Beschreibung derselben schon auf Seite 7—9 gegeben. Ein wiederholter Blick auf Taf. I, Fig. 1 und Taf. III, Fig. 8 und 9, welche die betreffenden Stellen wiedergeben, lehrt sofort, dass das gemeinsame aller darin liegt, dass die Maschen des cutanen Netzes enger und theilweise auch gleichmässiger sind als an anderen Stellen, besonders aber, dass die Gefässe desselben im Allgemeinen und namentlich auch in einzelnen Abschnitten stärker sind. So ist ein Gefässnetz geschaffen, das vor allem geeignet erscheint, die durch Druck beeinträchtigte Blutzufuhr von unten her durch die Möglichkeit seitlichen Zuströmens wieder auszugleichen. Dementsprechend sieht man namentlich am Fuss, dass die Dichtigkeit u. s. w. des Netzes ungefähr proportional ist der Last, welche darauf wirkt und der Häufigkeit, mit der dies geschieht. Auch an der Hand finden sich ähnliche Unterschiede, die leider an der Zeichnung (Taf. III, Fig. 8) nicht so scharf hervortreten, da die Anastomosen des cutanen Netzes in der eigentlichen Hohlhand theilweise etwas zu dick gezeichnet sind. Die dritte Stelle, die hier noch in Betracht kommt, die Gesässhaut, zeichnet sich besonders dadurch aus, dass sich die geschilderten Eigenschaften des cutanen Netzes und seiner Entstehung am stärksten ausgeprägt finden in einer mittleren Zone und von da an sich langsam verlieren, nach dem Oberschenkel zu ganz allmählich, nach dem Rücken zu in dieser Weise nur bis zu einer Linie, die wenig unter der Crista ossis ilium verläuft und eine ziemlich scharfe Grenze bildet zwischen Rücken- und Gesässhaut. Eine solche scharfe Grenze findet sich, wie schon erwähnt (S. 12), auch zwischen Fusssohle und Fussrücken (Taf. III, Fig. 9, linker Rand). Gerade diese Gegensätze zwischen den mehrerwähnten Stellen und ihre Umgebung sind es, welche beweisen, dass hier wirklich der Druck als Hauptfactor für die Eigenthümlichkeit der Gefässanlage anzusehen ist. Jedenfalls beschränkt sich aber der Einfluss desselben nicht allein auf die geschilderten Erscheinungen, sondern hat noch andere an den feineren Gefässverhältnissen und an dem Aufbau der ganzen Haut zur Folge, von denen einige schon oben (S. 29 und 33) angedeutet worden sind. An anderen Hautstellen, als den erwähnten, habe ich keine Verhältnisse gefunden, für deren Deutung mir der Druck eine gleich wesentliche Rolle zu spielen scheint.

Interessant ist es, dass sich schon beim Neugeborenen an den betreffenden Hautstellen, besonders Gesäss und Fuss, Verschiedenheiten gegenüber der anderen Haut finden, welche nur im gleichen Sinne wie beim Erwachsenen gedeutet werden können. Diese für letzteren aus den Unterschieden im Druck ableitbaren Eigenthümlichkeiten werden also sicher zum Theil vererbt (siehe auch S. 30). Es wird sich nun darum handeln, zu untersuchen, wie sich auf Grund dieser ererbten Anlage die späteren Verhältnisse entwickeln und ob durch Einwirkung besonderer Entwickelungs- und Wachsthumseinflüsse Aenderungen in der ursprünglichen und in der normalen Form des Gefässaufbaues bedingt sind, ob sich also z. B. bei einem Plattfuss genau dieselben Unterschiede zwischen medialem und lateralem Fussrand finden, wie bei einem normalen Fuss oder gar bei einem Pes equinus.

In Taf. VI, Fig. 19 ist vom Neugeborenen eine Zeichnung gegeben, welche den oberen Theil der Glutaealgegend und den untersten der Lumbalgegend darstellt; der Unterschied zwischen beiden schon in diesem Entwickelungsstadium fällt deutlich in die Augen.

ad. 9. Darüber, ob sich Verschiedenheiten am Gefässsystem zeigen, je nachdem einzelne Stellen häufiger äusserem Temperaturwechsel ausgesetzt sind, oder ob sie meist von Kleidung bedeckt werden, vermag ich vorläufig noch gar nichts anzugeben. Das günstigste Object für eine solche Untersuchung scheint mir die Gesichtshaut zu sein, an der man ja schon in vivo, namentlich wenn sie häufig Sturm und Wetter trotzen musste, deutliche Zeichen dafür bemerkt, dass Veränderungen besonderer Art leicht Platz greifen.

Ausserdem kann man namentlich auch an der Fusshaut verschiedener Personen grössere Verschiedenheiten vermuthen.

Zugleich würde man sein Augenmerk auch darauf zu richten haben, ob sich solche Unterschiede auch schon vor der Geburt ausgeprägt finden, ob sie also theilweise ererbt sind, oder ob sie erst später entstehen direct unter dem Einfluss der erwähnten Unterschiede in den Functionsbedingungen. So lange der Körper allseitig von einem gleichmässig temperirten Medium umgeben ist, wie während der Foetalperiode, würde ja für eine solche Differenzirung kein Grund vorhanden sein. Durch die Möglichkeit einer „Abhärtung“ des Körpers gegen äussere Einflüsse ist aber andererseits auch bewiesen, dass postembryonale Aenderungen am Gefässsystem sehr wohl möglich sind; eine andere Frage wäre es nur, ob dieselben sich lediglich auf nervöse Einrichtungen beziehen, oder ob damit auch anatomisch nachweisbare Verschiedenheiten verbunden sind.

ad. 10. Ebensowenig bin ich im Stande zu sagen, ob und inwiefern sich die Verschiedenheit des hydrostatischen Druckes an den Gefässen bemerkbar macht. Jedenfalls könnten Unterschiede sich aber nur in den feineren Details der Gefässwandungen und in der Anordnung der Venen zeigen, da die gröberen Verhältnisse der Arterien nichts zeigen, was auf obiges Moment bezogen werden könnte.

Sind die im Vorhergehenden gemachten Angaben auch vorläufig noch sehr lückenhaft, so lassen sie vor allem doch schon eine Reihe von Einrichtungen erkennen, die alle bestimmt scheinen, jedem Hautabschnitt die Zufuhr einer bestimmten Menge Blutes möglichst zu sichern, und die jedenfalls weitgehenden physiologischen Bedürfnissen genügen. Ueberall finden wir zwei übereinander gelagerte Arteriennetze, beide jeweilig in Maschenweite und Querschnitt der Gefässe je nach den Anforderungen verschieden, stets aber das untere „cutane“ Netz eingebettet in die unterste lockere Grenzschicht zwischen Cutis und Subcutis, aufliegend auf dem elastischen Fettpolster, das obere „subpapilläre“ in den oberen Lagen der Cutis, wo der dichte Filz feiner collagener und elastischer Fasern eine sichere Befestigung der muskellosen Gefässe giebt. Dieser Aufbau in zwei Etagen erinnert lebhaft an Einrichtungen, wie sie sich ähnlich auch anderwärts, z. B. am Darm,[1] finden. Besonders eigenthümlich und wohl der Haut allein zukommend ist die mehrfache Anlage venöser Netze übereinander, von denen wir an der Fusssohle zwischen Papillen und Fettschicht allein vier zählen können. Theilweise wohl hauptsächlich der Sicherung des Abflusses dienend, zeigen sie namentlich in den kleinen Begleitvenen

[1] Vergl. Mall, Die Blut- und Lymphwege im Dünndarm des Hundes. *Abhandl. der k. sächs. Gesells. der Wissenschaften.* Math.-phys. Cl. Bd. XIV. Leipzig 1887.

ganz eigenartige Anlagen, die jedenfalls entweder direct der Ernährung des Cutisgewebes dienen oder zur Absonderung der Lymphe in Beziehungen stehen. Kann bei der reichlichen Anlage von Netzen die Geschwindigkeit des Blutes schon in den grösseren Venen keine grosse sein, so muss sie in diesen feinen Gefässen der untersten Grenze sehr nahe kommen, ein Umstand, der allerdings nur der angedeuteten Function günstig sein würde. Besonders interessant wäre eine Bestätigung dieser Ansichten auch deshalb, weil damit für die Haut die Lymphbildung auch aus dem mit Stoffwechselprodukten schon beladenen venösen Blut bewiesen wäre.

Schon früher (S. 7, Anm. 1) habe ich darauf hingewiesen, dass es von vornherein nicht ohne Weiteres zu entscheiden ist, ob Schlängelungen, wie sie an den Arterien zu beobachten sind, nur auf Kosten der Behandlung der Praeparate mit Alkohol u. s. w. zu setzen sind, oder ob sie auch an der lebenden Haut vermuthet werden dürfen. Bei den Arterien, die aus dem cutanen Netz nach aufwärts steigen, haben wir aber, meiner Meinung nach, die Möglichkeit, uns eine genauere Vorstellung davon zu machen, namentlich auch von dem Wechsel bei verschiedener Durchtränkung des Cutisgewebes.

An Praeparaten nämlich, an denen nur die Arterien injicirt sind (siehe Taf. II, Fig. 7), oder wo die Füllung der Venen mangelhaft ausgefallen ist, ist die Schlängelung der Arterien eine ganz auffällige; an Praeparaten dagegen, an denen die Venen gut injicirt sind (siehe Taf. IV, Fig. 10), ist ein solches Verhalten zwar bisweilen auch noch erkennbar, aber lange nicht so ausgesprochen.

Dieser Unterschied in der Verlaufsweise beruht nun jedenfalls eben auf dem verschiedenen Füllungsgrade der Venen; bei vollständiger Füllung besitzen sie ein beträchtliches Volumen und sind im Stande, in ihrer Gesammtheit die Bindegewebsbündel auseinander zu drängen und den Querschnitt der Haut erheblich zu vergrössern, so dass die Arterien gewissermaassen in die Länge gezogen, die Schlängelungen ausgeglichen werden. Noch mehr müsste dies der Fall sein, wenn ausser den Venen auch die dichten Lymphgefässnetze gefüllt wären.

Auf Grund dieser Ueberlegungen müssen wir annehmen, dass die Arterien für gewöhnlich, wo die Venen sicher weniger gefüllt sind, als an einem gut injicirten Praeparat, in leichten Schlangenwindungen durch die Cutis hinziehen, so dass sie auch den Verschiebungen der Bindegewebsbündel gegen einander leicht, ohne gezerrt zu werden, folgen können.

Nirgends in der Haut haben wir es mit wirklichen oder auch nur mit einer Art grosser Endarterien zu thun, zwischen denen nur vereinzelte geringe und meist unbedeutende Anastomosen gefunden werden. Allein die kleinen Aeste, welche aus dem subpapillären Netz nach aufwärts steigen, tragen alle Charaktere selbständiger Gefässe, welche als echte Endarterien keine Anastomosen mehr mit den benachbarten eingehen. Nur an ihnen können also die reinen embolischen u. s. w. Erscheinungen auftreten, wie wir sie sonst von den Endarterien her kennen. Das von ihnen versorgte Gebiet ist aber jedenfalls sehr klein und schwankt nach meinen Messungen an der Fusssohle zwischen 0·04 und 0·27 □^{mm}, an anderen Körperstellen allerdings wohl in weiteren Grenzen. Dementsprechend können wir auch nur dann von reinen endarteriellen Embolieen oder Thrombosen reden, wenn es sich um Heerde oder Flecke ähnlicher Grösse handelt, wie z. B. im ersten Stadium der Scarlatina, bei septischen Infectionen u. s. w.

Besonders häufig werden ja aber grössere und namentlich ungefähr linsengrosse Heerde und Flecke beobachtet, letztere auch unter physiologischen Verhältnissen, z. B. an der Hohlhandfläche. Unna[1] hat zur Erklärung dieser Erscheinung eine besondere Hypothese über die Existenz isolirter Gefässkegel aufgestellt, welche die Oberfläche der Haut in Form von runden oder ovalen etwa linsengrossen Flächenelementen schneiden sollen. Er sagt weiter, „dass diese rundlichen Flächenelemente sich nicht allseitig berühren, wie in einem Mosaik, sondern drei- oder viereckige Felder oder mehr oder weniger breite Ringe zwischen sich lassen, welche keinen directen Blutzu- und Abfluss besitzen und nur durch capillare Collateralen continuirlich ausgefüllt sind. Ich habe demgemäss die direct mit Blut versorgten „Flächenelemente“ der Hautcirculation unterschieden von dem dieselben allseitig umspinnenden, grossmaschigen „collateralen Netz“.“ Ich habe an meinen Praeparaten keine Bestätigung für diese Theorie finden können und muss die Existenz derartiger Gefässkegel entschieden leugnen. Wir finden ja sogar in den oberen Cutislagen das „subpapilläre Arteriennetz“, dessen Maschen wohl verschieden weit zu sein scheinen, von denen aber die grösste gemessene (jedenfalls bedeutend zu grosse[2]) doch nur 2·33 □^{mm} gross ist. Der grösste Durchmesser einer Linse beträgt (nach wiederholten Messungen) ca. 6^{mm}, der Inhalt eines solchen Kreises somit ca. 28 □^{mm}. Demnach würde ein Unna'sches linsengrosses Flächenelement sogar 12 dieser allergrössten Maschen enthalten. Selbst den Fall angenommen, dass anderwärts sich Maschen von doppelter oder gar dreifacher Grösse fänden, so würden doch auch da noch mehrere (6 bez. 4) derselben auf ein solches Flächenelement kommen.

Es ist also sicher in der Anordnung der Blutgefässe allein keine

[1] Neurosyphilide und Neurolepride. *Dermatologische Studien.* II. Reihe. 3. Heft. Hamburg und Leipzig Leopold Voss. 1890. S. 84.

[2] Siehe S. 16 Anmerkung und S. 16.

Handhabe für die Erklärung der eigenthümlichen Erscheinungen gegeben, auf die sich Unna hauptsächlich bezieht. Wir müssen vielmehr annehmen, dass sie wesentlich mit beruhen auf einer eigenartigen Anordnung der Gefässnerven, welche vielleicht, relativ unabhängig von der netzförmigen Anordnung der Gefässe, eine ähnliche Vertheilungsweise besitzen, wie wir sie als für die Endarterien charakteristisch beschreiben. Damit würden wir zu ähnlichen Flächenelementen kommen wie Unna, aber nicht für die Gefässe, sondern für die Gefässnerven. Ihr Vorhandensein würde alle Erscheinungen befriedigend erklären und hat vielleicht auch Geltung für die Hautvenen, vorausgesetzt, dass die von Unna für die Entstehung der Urticariaquaddel verantwortlich gemachte umschriebene Venencontraction [1] thatsächlich existirt.

Aus dem Vorhergehenden ist ohne Weiteres ersichtlich, dass, wo schon kleine Hautäste keine Endarterien sind, diese Bezeichnung erst recht nicht für grössere gelten kann.

Es fehlt demnach auch an der anatomischen Grundlage für die Theorie, die kürzlich Pfeiffer [2] für die Entstehung des Herpes zoster aufgestellt hat. Hauptsächlich veranlasst durch die Arbeit von Manchot (a. a. O.) nnd wohl besonders durch dessen Tafel IX, hält er offenbar die grossen Hautarterien der Hauptsache nach für Endarterien und nimmt an, dass das im Blutstrom kreisende organisirte Virus des Herpes zoster nur in dem der befallenen Arterie entsprechenden Capillargebiet Erscheinungen mache. Ein Blick auf meine Tafeln I—III und V—VI, sowie auf Figg. 14 u. 15 lehrt, dass eine solche strenge Abgrenzung in Arteriengebiete in Wirklichkeit gar nicht möglich ist. Auch muss ich gestehen, dass manche seiner Ausführungen und namentlich seiner Rubricirungen den Eindruck des gekünstelten machen.

Anhang.

Gefässe der Haut des Hundes.

Wie schon oben (S. 2) hervorgehoben, habe ich mich anfangs nur mit der Hundehaut beschäftigt. Von den Beobachtungen, welche ich bei dieser Gelegenheit gemacht, will ich im Folgenden das in Kürze mittheilen, was mir als wesentlich und besonders bemerkenswerth daran erschienen ist.

---

[1] Vorlesungen über allgemeine Pathologie der Haut. V. Oedem. *Monatshefte f. prakt. Dermatologie.* Bd. X. 1890. Nr. 3. S. 125 und folgende.

[2] *Die Verbreitung des Herpes zoster längs der Hautgebiete der Arterien.* Jena, Gustav Fischer. 1889.

Die Hautarterien des Hundes sind theilweise durch ihre auffallend grosse Länge ausgezeichnet. Sie verbreiten sich mit ihren Aesten über einen beträchtlichen Umkreis, aber diese Aeste anastomosiren alle unter einander und mit denen benachbarter Gefässe so häufig, dass über den ganzen Körper ein continuirliches Gefässnetz ausgebreitet ist. Dieses Netz liegt theilweise im Unterhautbindegewebe, theilweise im untersten Abschnitt der Cutis und wird auch von W. Kulczicki (a. a. O.) beschrieben.

Man kann das Netz, das ich nach Analogie mit dem der menschlichen Haut als cutanes Netz bezeichnen möchte, sehr wohl gesondert erhalten, indem man die darüber gelegene Cutisschicht vorsichtig mit Messer und Pincette abpraeparirt, wie das theilweise auch mit dem der menschlichen Haut möglich ist. Kulczicki hat das Netz und die zuführenden Aeste einer genaueren Untersuchung unterzogen. Ich darf deshalb wohl auf dessen Arbeit verweisen, der ich in diesem Punkte nichts wesentlich Neues hinzuzufügen habe. Ich habe nur als Beispiel für die eigenthümliche Anordnung und zum Vergleich mit der menschlichen Haut ein Stück der Lendenhaut des Hundes zeichnen lassen (Taf. VI, Fig. 20). Man sieht darauf von beiden Seiten die Aeste der beim Hund besonders stark entwickelten Aa. abdominales, von unten her die beiden ersten Caudalgefässe herkommen und sich zu dem erwähnten Netz verflechten.

Taf. VI, Fig. 21 zeigt ein kleines Stück desselben Praeparates bei vierfacher Vergrösserung. Es entspringen also aus dem „cutanen Netz‘ in bestimmten Abständen kleine, leicht korkzieherförmig nach aufwärts steigende Aestchen. Diese halten sich dabei an die Richtung der Haare, theilen sich häufig sternförmig und anastomosiren regelmässig mit ihren Aesten ungefähr in der Mitte der Cutis („subpapilläres Netz“). Die aufsteigenden Arterien sind des schrägen Verlaufes wegen am ehesten an Schrägschnitten, die der Richtung der Haare folgen, zu sehen, das subpapilläre Netz an serienförmig angelegten Flachschnitten. Aus diesem Netz ziehen feine Arterien nach aufwärts zu, um sich in ein Netz sehr zierlicher Capillaren dicht unter der Epidermis aufzulösen. Die kleinsten Venen verlaufen nach abwärts zu dicht neben den Arterien und münden in ein Netzwerk ein, dessen einzelne Gefässe durch ihr grosses Lumen auffallen, und das ungefähr in der Mitte der Cutis gelegen ist; ein Theil der dieses Netz bildenden Venen verläuft neben der entsprechenden Arterie, nur soweit ihre Zahl die der Arterien übertrifft, laufen sie quer durch die Maschen des arteriellen subpapillären Netzes. Auch von hier aus gehen die Venen meist als Begleiter der Arterien in die Tiefe, um dort ein dem arteriellen cutanen Netz analoges zu bilden, in dem ebenfalls zumeist die Vene neben der Arterie gefunden wird.

Directe Verbindungen zwischen Arterien und Venen, wie sie von

Sucquet und Hoyer beschrieben sind, habe ich nirgends, weder beim Menschen noch beim Hund gefunden; vorläufig habe ich auch gerade auf die Stellen, an denen sie gefunden worden sind, weniger Gewicht gelegt.

Um nur wenigstens eine annähernde Vorstellung davon zu erhalten, wie sich nun die Strömungsverhältnisse in so eigenartigen und complicirten Röhrensystemen gestalten müssen, wie wir sie z. B. im cutanen Arteriennetz vor uns haben, habe ich an einem Stück einer mit Ultramarinleim injicirten Hundehaut (Oberschenkel) sämmtliche Arterien nach Länge und Dicke gemessen. Einestheils bietet ja der Hund mit seinen langen Gefässen, durch die von wenigen Punkten aus ein Hautstück versorgt wird, günstigere Verhältnisse für eine derartige Untersuchung dar, andererseits darf man aber natürlich von einer solchen Messung nicht absolute Werthe verlangen. Selbst wenn man die Injectionen unter constantem Druck vornimmt, so finden sich doch bei der Anwendung körniger Massen an vielen Stellen plötzliche Auftreibungen, während an anderen wieder eine abnorme Engigkeit zu beobachten ist. Aus diesem Grunde habe ich stets auffällig hohe und niedrige Werthe, vereinzelte plötzliche Aenderungen des Lumens u. s. w. als verdächtig unberücksichtigt gelassen und nur die übrigen verwerthet, glaube aber doch wenigstens einige Verhältnisszahlen geben zu können für eine gleichmässige Füllung des Arteriensystems unter Ausschluss der Muskelwirkung.

Das betreffende Hautstück ist 30 □ ^{cm} gross und wird von vier Seiten aus durch vier Hauptgefässe mit Blut versorgt.

Wenn man nun dem Hauptstamm eines dieser grossen Gefässe bis zur Verbindung mit dem eines zweiten solchen nachgeht, dabei die zwischen je zwei abgehenden Aesten gelegenen Strecken als Abscissen, die mittleren Querschnitte derselben als Ordinaten einträgt, so erhält man durch Verbindung der letzteren Curven, welche im Allgemeinen stetig verlaufen.

Diese stetige Aenderung entspricht aber nicht genau dem thatsächlichen Verhalten; denn da auf einer Strecke zwischen zwei abgehenden Aesten der Durchmesser nahezu gleich ist, aber an dem Abgang der letzteren plötzliche Aenderung erleidet, so erhalten wir als wahren Ausdruck der Aenderungen des Querschnittes treppenstufenartige Figuren. Dabei ist auffällig, dass der Abgang selbst eines grösseren Astes durchaus nicht immer von einer Abnahme des Querschnittes gefolgt ist, und dass die letzteren, wenn sie erfolgen, auch sehr oft in keinem Verhältniss zur Grösse des abgehenden Astes stehen. Ich sah den Querschnitt auf eine Strecke von 18·6 ^{mm} gleich bleiben, obwohl sechs Gefässe abzweigten, von denen nur eins halb so dick, die anderen bis Dreiviertheile so dick waren, als das Muttergefäss und deren Querschnittsumme über $2^1/_2$ mal so gross war, als die des letzteren. Es sind bei dem Praeparat namentlich die Anfangsstücke der Gefässe, die diese Eigenthümlichkeit zeigen; man findet sie aber auch an anderen Stellen.

Dasselbe Gefäss, dessen Querschnitt am Anfang 2815 □ μ beträgt, geht nach einem Verlaufe von 26·4 ^{mm} unter Abgabe von 10 Aesten mit 10 496 □ μ Gesammtquerschnitt auf 1714 □ μ herab; es verhält sich also das Lumen des Stammes am Anfang zu dem sämmtlicher gemessener Verzweigungen wie 2815 : 12 210, annäherungsweise also wie 4 : 18, während der Umfang von 703·5 μ auf 4815 μ, also annähernd im Verhältniss 4 : 27 gewachsen ist. Dabei wurden nur die grösseren Gefässe gemessen, und das kleinste hatte noch einen Querschnitt von 1407 □ μ. Dementsprechend muss also auf dieser ca. 2·5 ^{cm} langen Strecke die Stromgeschwindigkeit schon in den grossen Gefässen im Verhältniss von 9 : 2 abnehmen.

Weitere Einzelheiten muss ich mir für später vorbehalten.

Die Hauptergebnisse, welche meine bisherigen Untersuchungen geliefert haben, sind also folgende:

A. Menschliche Haut.

1. Die Zahl der zuführenden Arterien und deren Durchmesser ist für die Flächeneinheit der Haut an verschiedenen Stellen verschieden; es ist nämlich die Zahl (und theilweise auch der Durchmesser) grösser an den Stellen, die häufig äusseren Drücken ausgesetzt sind (z. B. Glutaealhaut, Fusssohle, Hohlhand). Dabei verlaufen die Gefässe an den leicht verschiebbaren Stellen stärker geschlängelt.

2. Alle Aeste dieser Arterien anastomosiren mit einander und mit denen benachbarter Gefässe reichlich; namentlich bilden sie stets ein charakteristisches „cutanes Netz“ in der untersten Schicht der Cutis, dicht auf dem Fettpolster, ausserdem aber auch an vielen Stellen noch Anastomosen in der Fascie und im subcutanen Fettgewebe. Die zur Haut führenden Arterien sind also keine Endarterien.

3. Die Weite der Anastomosen und die Zahl derselben ist an verschiedenen Stellen verschieden. Das cutane Netz ist am dichtesten, seine Theilstücke sind am weitesten an den Stellen, die am leichtesten und häufigsten äusseren Drücken ausgesetzt sind, also an der Glutaealhaut, der Hohlhand und Fusssohle, und zwar so, dass auch da noch augenfällige Unterschiede bestehen zwischen den besonderen Druckstellen und den übrigen Abschnitten.

Theilweise finden sich auch Unterschiede zwischen der Streck- und Beugeseite der Gelenke, im Uebrigen sind aber zumeist noch keine klaren Beziehungen zwischen den verschiedenen Formen des cutanen Netzes und seiner Zuflüsse und zwischen den ursächlichen Momenten dafür zu erkennen.

Die Anastomosen sind auch an den Stellen, wo das cutane Netz verhältnissmässig unregelmässig und mangelhaft entwickelt ist, doch noch so stark, dass sie mit unbewaffnetem Auge gesehen werden können.

4. An der Fusssohle gehen aus dem cutanen Netz Zweige nach aufwärts, die sich baumförmig verästeln und wiederum mit einander anastomosiren. Die Anastomosenbögen liegen ungefähr in der Höhe zwischen dem mittleren und oberen Drittheil der Cutis oder noch etwas höher und sind regelmässig vorhanden. Sie bilden so ein zweites „subpapilläres Netz", dessen einzelne Gefässchen theilweise in der Richtung der Hautriffen verlaufen, aber ohne dass das Netz den Eindruck erweckt, als ob es in der Anordnung seiner Theile wesentlich durch jene beeinflusst wäre. Die Maschen des Netzes sind von verschiedener Grösse. Ihr Flächeninhalt schwankt an verschiedenen Stellen der Sohle zwischen 0·17 und 0·80 □ mm (der Durchschnitt ist 0·31 □mm); inwieweit auch dafür vielleicht eine bestimmte Gesetzmässigkeit obwaltet, kann ich vorläufig noch nicht sagen. Alle Gefässe, welche zu den Papillen gehen, entspringen nun aus diesen Anastomosenbögen des subpapillären Netzes, und zwar immer in Gestalt kleinster Stämmchen, deren Aestchen meist eine kurze Strecke in der Richtung der Papillenreihen, senkrecht unter ihnen, verlaufen, ohne weiter mit einander zu anastomosiren und die dann ihre Reiserchen in die Papillen entsenden. Die kleinen aus dem subpapillären Netz kommenden Gefässe sind also Endarterien. Das Gebiet, das sie jeweilig versorgen, umfasst stets mehrere Papillen, ist aber verschieden gross, namentlich je nach der Weite der Maschen des darunter liegenden Netzes; der Flächeninhalt des versorgten Bezirkes schwankte bei einigen Messungen zwischen 0·04 und 0·27 □ mm (das Mittel ist 0·16 □ mm).

5. Das subpapilläre Netz findet sich auch an anderen Körperstellen und unterscheidet sich von dem an der Fusssohle anscheinend nur dadurch, dass die Maschenräume durchschnittlich grösser sind. Ihr Inhalt betrug an einem Praeparate vom Unterschenkel ungefähr $^9/_{10}$ □ mm (von 0·2 bis 2·2 □ mm schwankend), an einem solchen aus der Glutaealgegend ungefähr $1^1/_2$ □ mm (von 0·7 bis 2·3 □ mm schwankend); dabei ist jedoch noch zu bemerken, dass sämmtliche angeführte Zahlen eher etwas zu gross als zu klein sind, und dass sich wahrscheinlich namentlich an der Glutaealhaut an besseren Praeparaten kleinere Zahlen ergeben werden, da das von mir zu den Messungen benutzte nur mit Ultramarinleim injicirt war, und somit doch wohl einzelne dieser feineren Gefässe gar nicht oder nicht vollständig injicirt enthält.

6. Das venöse Blut, welches aus den Papillarschlingen kommt, passirt an der Fusssohle mehrere Netze. Von diesen liegt das oberste dicht unter den Papillenreihen, deren jeder eine Längsvene entspricht, die mit der be-

nachbarten durch Queräste verbunden ist; dicht unter diesem liegt ein zweites Netz, das mit dem obersten durch schräge Aeste in Verbindung steht; die Maschen sind oft viereckig mit ihrer Längsaxe parallel oder senkrecht zur Richtung der Hautriffen gestellt. Ein drittes Venennetz findet sich in der unteren Hälfte der Cutis, nicht ganz so flächenhaft ausgebreitet wie jene, in seiner Lage sich ungefähr an die Grenze zwischen mittlerem und unterem Drittheil haltend. Die Maschen sind unregelmässiger und meist grösser als die jener oberen. Die einzelnen Venen haben meist feine Begleitvenen als Hauptmerkmal, die auch schon an den von oben zu diesem Netz herabsteigenden Venen gefunden werden und sich auch an denen finden, die nach der Subcutis zu ziehen. In der unteren Hälfte der Cutis werden die Venen häufig als Begleiter der Arterien gefunden. Das vierte Netz liegt an der Grenze zwischen Cutis und Subcutis, theils dicht über, theils dicht unter der Schweissdrüsenlage; es besitzt ebenfalls meist kleine, netzförmig angeordnete, begleitende Gefässe, vorwiegend venösen Charakters. Die Maschen sind verschieden gross, kleiner als die entsprechenden arteriellen; die Venen verlaufen hier meist von den Arterien getrennt.

7. Ringsmuskelfasern finden sich an den aus dem cutanen Netz aufsteigenden Arterien ungefähr bis zur Mitte der Cutis, an den Venen noch im Bereich des an der Grenze zwischen Cutis und Subcutis gelegenen Netzes; an letzterem kommen anscheinend auch Klappen vor.

8. Das Fettgewebe der Subcutis wird in zweierlei Weise versorgt: Der tiefste Theil des Fettes (das subcutane Fett) erhält sein Blut durch Aeste, die von den grösseren Stämmchen abgegeben werden, während sie gerade oder mehr schräg durch das subcutane Gewebe zur Cutis ziehen; der oberflächliche Theil (das cutane Fett) wird anscheinend fast ausschliesslich von Gefässen versorgt, die aus dem cutanen Netz wieder fascienwärts herabsteigen, die also rückläufig sind. Beiderlei Gefässe anastomosiren theilweise mit einander.

9. Das Unterhautfettgewebe ist durch elastische Quer- und Längswände in grössere Lappen geschieden. Die Wände sind häufig so angeordnet, dass sich ungefähr in der Mitte zwischen Cutis und Fascie eine continuirliche Membran ausspannt, von der nach oben und nach unten alternirend die senkrechten Septen gehen. Die durch die quere Scheidewand gesetzte Trennung in cutanes und subcutanes Fett entspricht auch der Gefässversorgung: das cutane erhält die rückläufigen, das subcutane die directen Arterien.

10. Alle zur Haut führenden Arterien und ihre grösseren Aeste sind in der gleichen Zahl und Anordnung schon beim Neugeborenen vorhanden Sie bilden in derselben Weise wie beim Erwachsenen ein cutanes Netz,

das auch schon die unter Nr. 1 und 3 hervorgehobenen Unterschiede zwischen den verschiedenen Stellen, also z. B. an der Fusssohle, deutlich erkennen lässt.

B. Hundehaut.

1. Die Arterien des Hundes zeichnen sich häufig durch grosse Länge aus. Alle bilden durch reichliches Anastomosiren in der Subcutis oder in der untersten Grenzschicht der Cutis ein dichtes „cutanes Netz".

2. Aus diesem gehen in der Richtung der Haare Arterien nach oben, die ungefähr in der Mitte der Cutis bogenförmige Anastomosen mit den benachbarten eingehen und so ein „subpapilläres Netz" bilden, aus dem feine Aeste gegen die Epidermis zu steigen.

3. Die Arterien sind fast regelmässig von Venen, einfachen oder doppelt angelegten begleitet.

4. Die Venen bilden Netze, die den arteriellen ungefähr entsprechen.

5. Die Hauptäste des arteriellen cutanen Netzes sind in ihrem Durchmesser oft auf lange Strecken keinen oder nur geringen Schwankungen unterworfen, auch wenn mehrere grosse Gefässe abzweigen. An einem Stück Oberschenkelhaut blieb der Querschnitt eines Gefässes auf eine Strecke von $18 \cdot 6^{\mathrm{mm}}$ gleich, obwohl sechs Gefässe abgingen, deren Querschnittsumme über $2^1/_2$ mal grösser war, als jene des Muttergefässes.

Schon durch Einschaltung des cutanen Netzes wird eine ganz bedeutende Verbreiterung des Strombettes und damit Verringerung der Geschwindigkeit herbeigeführt. In einer Arterie (vom Oberschenkel) musste sich auf einer Strecke von nur $2^1/_2{}^{\mathrm{cm}}$ durch Abgabe zehn grösserer Aeste die Stromgeschwindigkeit im Verhältniss von 9 : 2 vermindert haben, da die Summe der Querschnitte vom Anfang bis zum Ende dieser Strecke von 2815 $\square\,\mu$ auf 10 496 $\square\,\mu$, also im Verhältniss 4 : 18 steigt; der Umfang der Gefässe nimmt dagegen sogar im Verhältniss von 4 : 27 zu.

Nachschrift: Ich bin jetzt damit beschäftigt, stereoskopische photographische Aufnahmen in verschiedenen Vergrösserungen von einzelnen Stellen meiner Praeparate zu machen und beabsichtige, dieselben serienweise Interessenten zur Verfügung zu stellen. Weitere Mittheilungen darüber werde ich mir erlauben, zur geeigneten Zeit zu veröffentlichen.

Leipzig, den 31. Juli 1892.

Erklärung der Abbildungen.

(Taf. I—VI.)

Figg. 1—9 und 18—21 stammen sämmtlich von Praeparaten, welche eine gute arterielle Injection mit Ultramarinleim zeigten.

Taf. I.

Fig. 1. Stück von der Haut über den Mm. glutaei. Arterien injicirt. Haut in toto eingebettet. Von der Oberfläche gesehen. Vergr. 2 mal.

Fig. 2. Stück von der Haut des Bauches. Sonst wie Fig. 1.

Figg. 3 und 4. Querschnitte der Haut über den Mm. glutaei, um die verschiedene Art der Gefässe des Fettes, namentlich die rückläufigen zu zeigen. Arterien mit Ultramarinleim injicirt. Praeparate leicht schräg von unten (gegen die Cutis hin) gesehen, so dass der im Praeparat enthaltene Theil des cutanen Netzes (*) stark verkürzt erscheint. Vergr. 2mal.

Taf. II.

Fig. 5. Stück von der Haut des Oberschenkels (rechten), und zwar von der lateralen Seite, ungefähr der Mitte des Maissiat'schen Streifens entsprechend. Sonst wie Fig. 1. * Anastomosen in der Fascie, bezw. in der Tiefe des Fettpolsters.

Fig. 6. Stück von der Haut des Vorderarmes (linken), und zwar von der dorsalen Fläche und dem ulnaren Rand. Sonst wie Fig. 1. * V. basilica.

Fig. 7. Ein Stück Haut von dem Grosszehenballen, ungefähr hinter der zweiten Zehe gelegen. Die Cutis wurde ziemlich in ihrer ganzen Dicke durch einen der Oberfläche parallelen Schnitt abgetrennt, so dass das cutane Netz nur theilweise auf dem Praeparat (in der Tiefe) sichtbar ist. Darüber einzelne (*) Anastomosen in den oberen Schichten der Cutis (des subpapillären Netzes), selten im Vergleich zu der Zahl, die man an mit feineren Massen injicirten Praeparaten findet. Injection mit 30 procent. Ultramarinleim. Von der Oberfläche gesehen. Vergr. 24mal.

Taf. III.

Fig. 8. Haut der rechten Hohlhandfläche, die in toto von den Unterlagen abpraeparirt, so durchsichtig gemacht und gezeichnet worden ist. Von der Oberfläche gesehen. * Arcus volaris sublimis. Vergr. 1 mal.

Fig. 9. Haut der rechten Fusssohle. Die oberste ungefähr 1 ^{cm} dicke Schicht von Cutis mit Fett wurde durch einen glatten Schnitt abgetragen und so gezeichnet. Von der Oberfläche gesehen. Vergr. 1 mal.

Taf. IV.

Fig. 10. Querschnitt von der Haut der Fusssohle. Injection mit Carmin- und Russleim. *c* Querschnitt eines dem cutanen Netz, *o* Querschnitt eines dem subpapillären Netz angehörigen arteriellen Astes. Roth: Venen, schwarz: Arterien. Vergr. Zeiss, Obj. 16 ^{mm}. Oc. VI. (94 fach).

Fig. 11. Flachschnitt parallel der Oberfläche einer mit rother und schwarzer Masse injicirten Fusssohle (Ferse). Es ist vornehmlich die Schicht in und dicht unter der Basis der Papillarleisten gezeichnet. Von der Oberfläche gesehen. Roth: Venen, schwarz: Arterien. An solchen Praeparaten sind die Capillaren häufig mangelhaft injicirt; desshalb wurden nur die eingezeichnet, deren Verbindungen sicher waren. Vergr.: Zeiss, Obj. 16 ^{mm}. Oc. IV. (62 fach).

Fig. 12. Aus einem der Oberfläche parallelen Schnitt einer mit rother und schwarzer Masse injicirten Fusssohle (Ferse). Das oberflächlichste venöse Netz ist allein nur mit seinen Verbindungen nach der Tiefe, aber ohne die Papillen gezeichnet. Vergr. wie Fig. 11.

Fig. 13. Von demselben Praeparat wie Fig. 11. Die Venen bei etwas tieferer Einstellung wie in Fig. 11 gezeichnet, so dass im Wesentlichen das unter dem oberflächlichsten gelegene zweite Netz zum Vorschein kommt. Vergr. wie Fig. 11.

Taf. V.

Fig. 16. Gefässvertheilung an der Fusssohle. Die Zeichnung ist perspectivisch nach einem in 50 facher Vergrösserung hergestellten Modell angefertigt. Die Bilder wurden erhalten aus Combinationen verschiedener Stücke gleichwerthiger Praeparate (von der Ferse und dem Grosszehenballen) unter fortwährender Controle von Flachschnitten durch Querschnitte, so dass von den Flächenbildern jede Einzelheit naturgetreu ist, während eine detaillirte Darstellung der Beziehungen der verschiedenen Netze zum Querschnitt nur auf der einen (Querschnitts-) Fläche möglich war; im übrigen mussten die einzelnen Netze auf Ebenen projicirt werden, die ungefähr der mittleren Lage derselben entsprechen, und lassen desshalb nicht die Höhenunterschiede in den einzelnen Bestandtheilen erkennen. Es sind der Uebersichtlichkeit wegen, und, da ich vorläufig noch keine genaueren Angaben darüber machen kann, sämmtliche Gefässe weggelassen, die offenbar mit den Hautadnexen (Knäueldrüsen, u. s. w.) in Zusammenhang stehen. Erklärung neben der Figur. Die grauen Punkte im zweiten venösen Netz sind die Querschnitte der Knäueldrüsengänge, soweit sie sicher sichtbar waren. Vergr.: 20—25 mal.

Fig. 17. Zeigt den obersten die Pars papillaris cutis darstellenden Theil des Modelles vergrössert (Vergr. 50 mal), ohne die Epidermis, die in Fig. 16 dargestellt ist. Wegen des der Zeichnung zu Grunde liegenden Modelles der Pars papillaris cutis (Gypsmodell in 150 facher Vergr.) siehe Text S. 19.

Taf. VI.

Fig. 19. Stück der Haut eines Neugeborenen mit guter Fettentwickelung. Der untere Schnitt ist senkrecht zur Körperaxe wenig über dem Anus, der obere ungefähr in der Höhe des 11. Rückenwirbels geführt. Haut in toto durchsichtig gemacht und eingebettet. Vergr. 1 mal.

Fig. 20. Stück der Lendenhaut des Hundes. Injection der Arterien mit Ultramarinleim. Von der Oberfläche gesehen. *A. i.*, *A. i.* Artt. abdominales; *A. c.*, *A. c.* erste Caudalarterien. Vergr. 1 mal.

Fig. 21. Ein Stück von Fig. 20 bei vierfacher Vergrösserung. Von der Oberfläche gesehen.

Fig. 1.
2/1

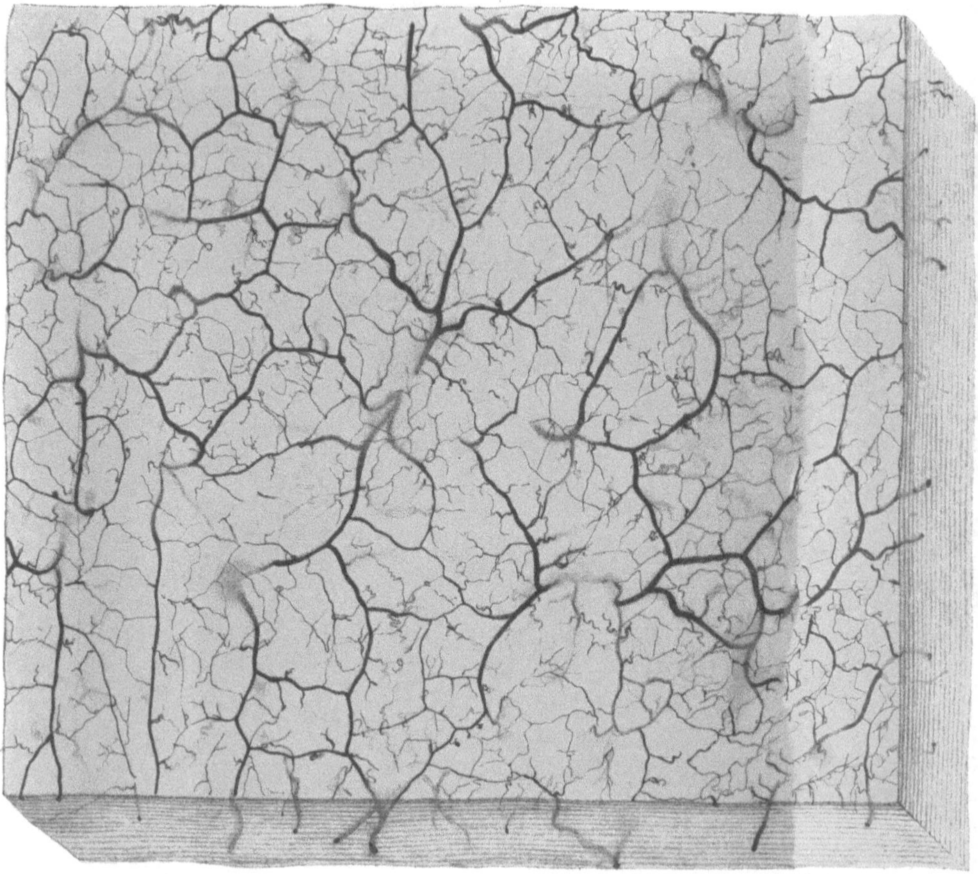

Fig. 3.
2/1

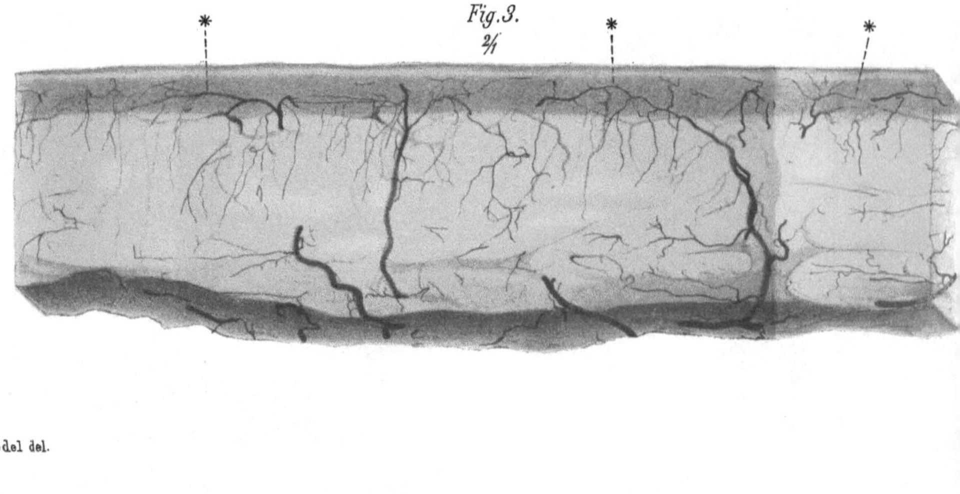

M. Brödel del.

Fig. 2.
2/1

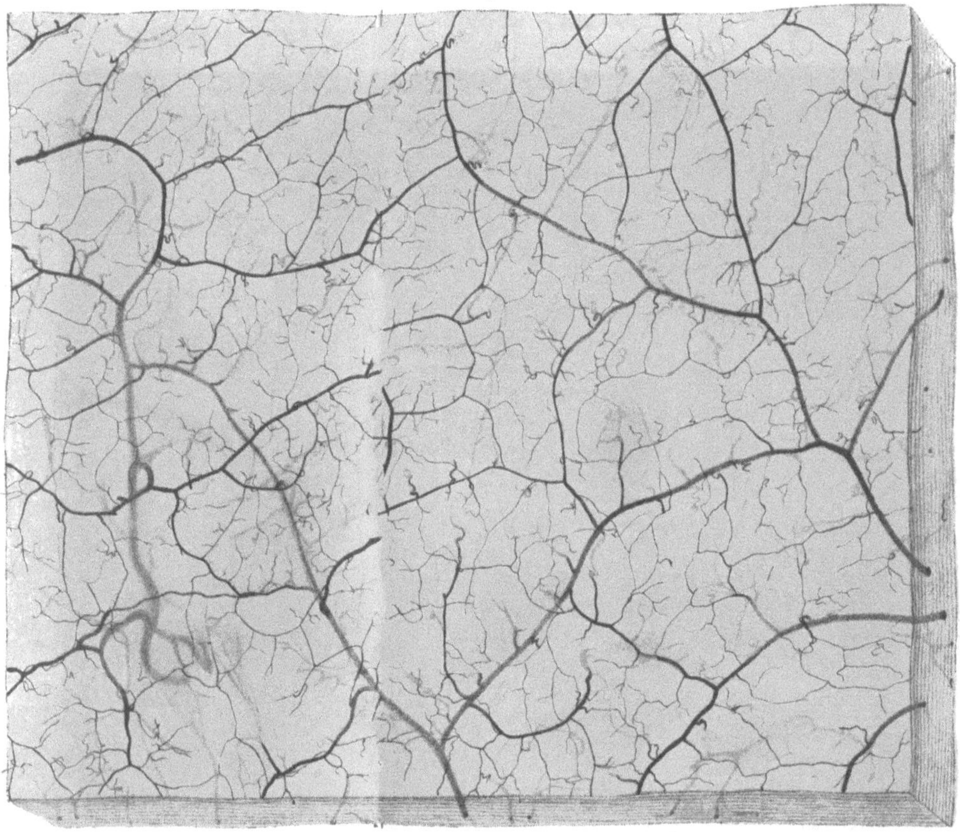

Fig. 4.
2/1

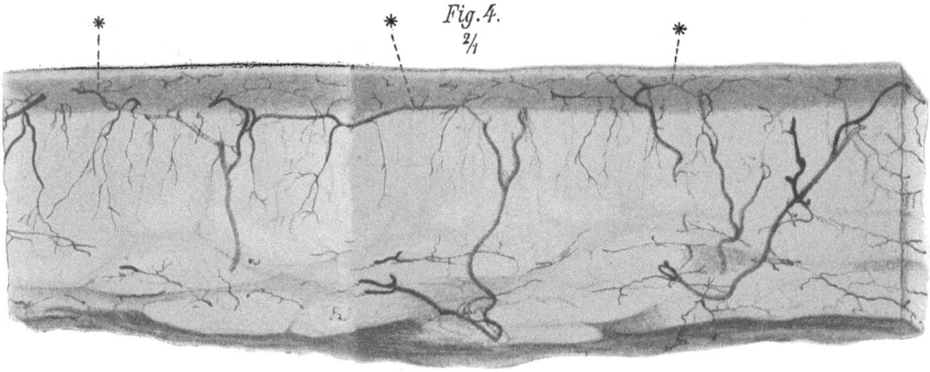

Verlag Veit & Comp. Leipzig.

Lith. Anst. v. E. A. Funke, Leipzig.

Fig. 5.

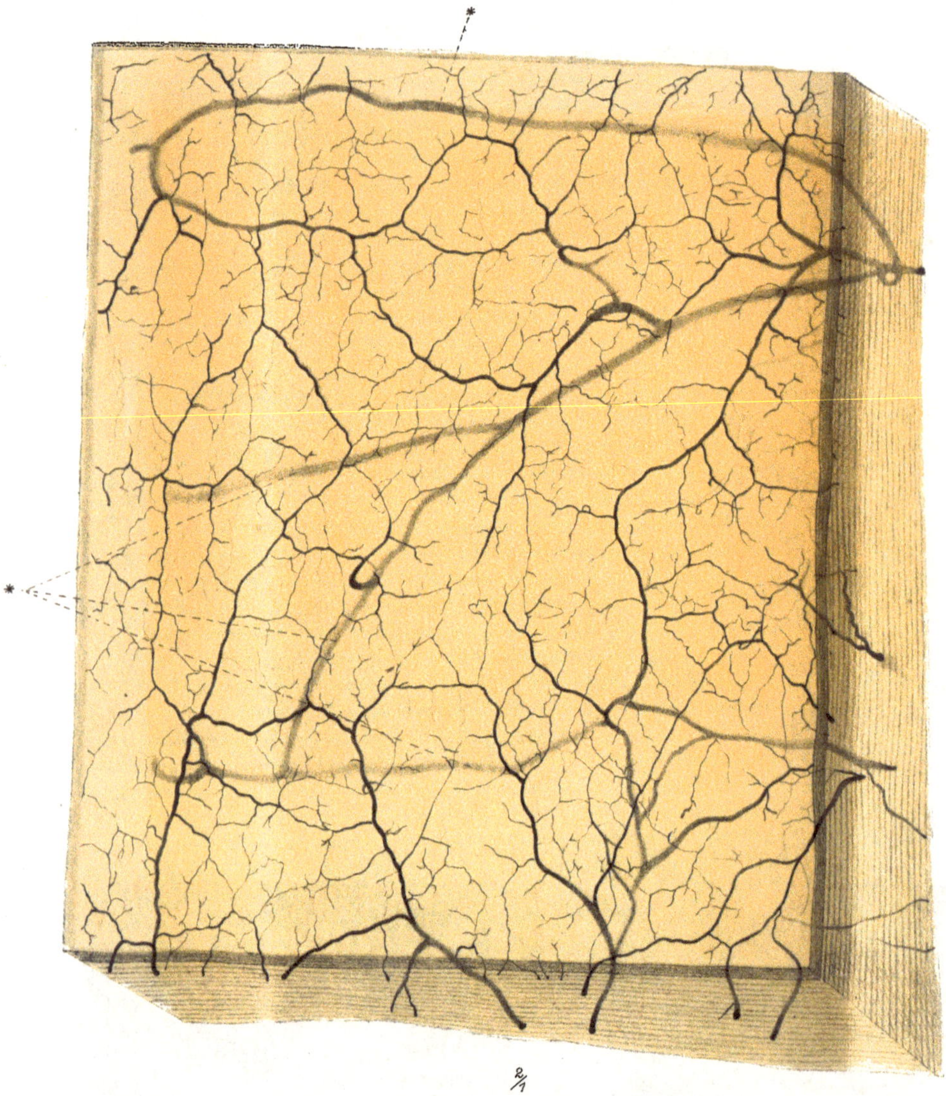

2/1

H. Becker, gez.

Verlag Veit & Comp. Leipzig.

Fig. 6.

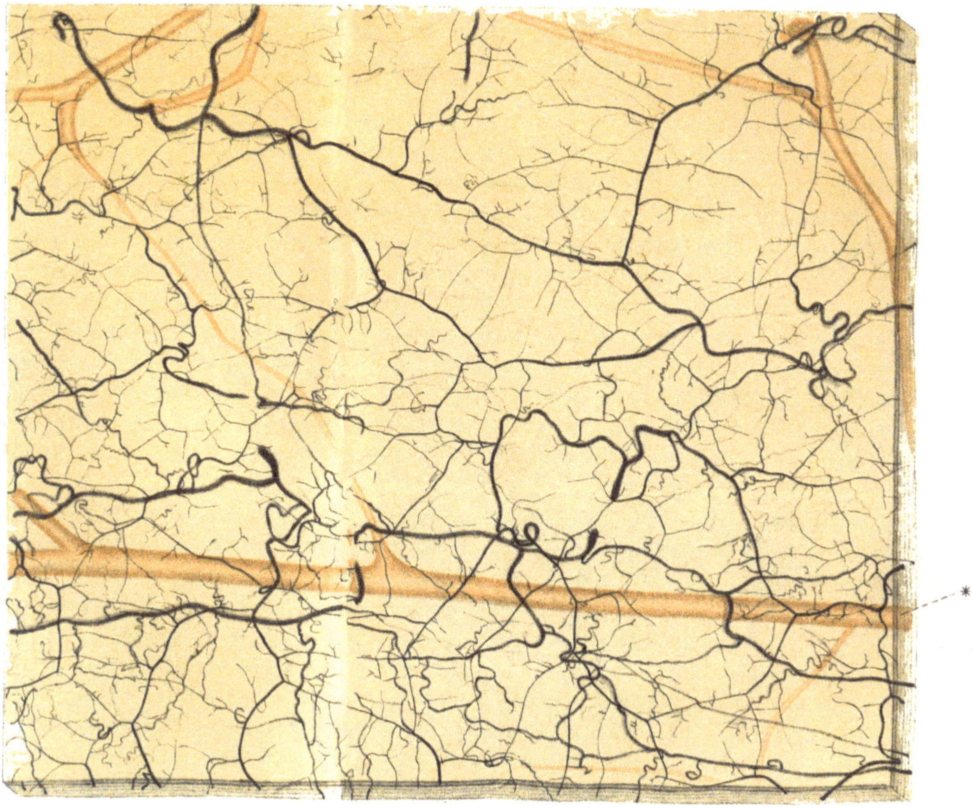

2/1

Fig. 7.

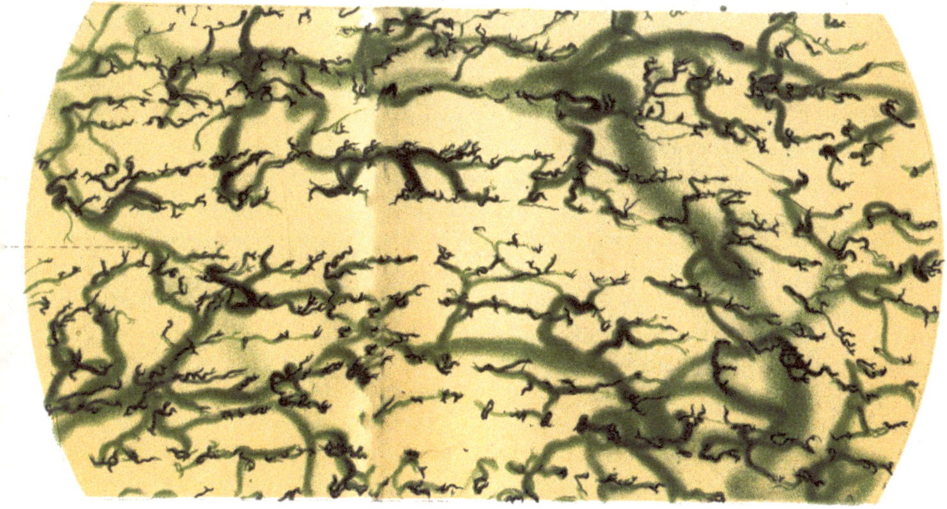

24/1

Lith. Anst. v. E.A. Funke, Leipzig.

Fig. 8.
1/1

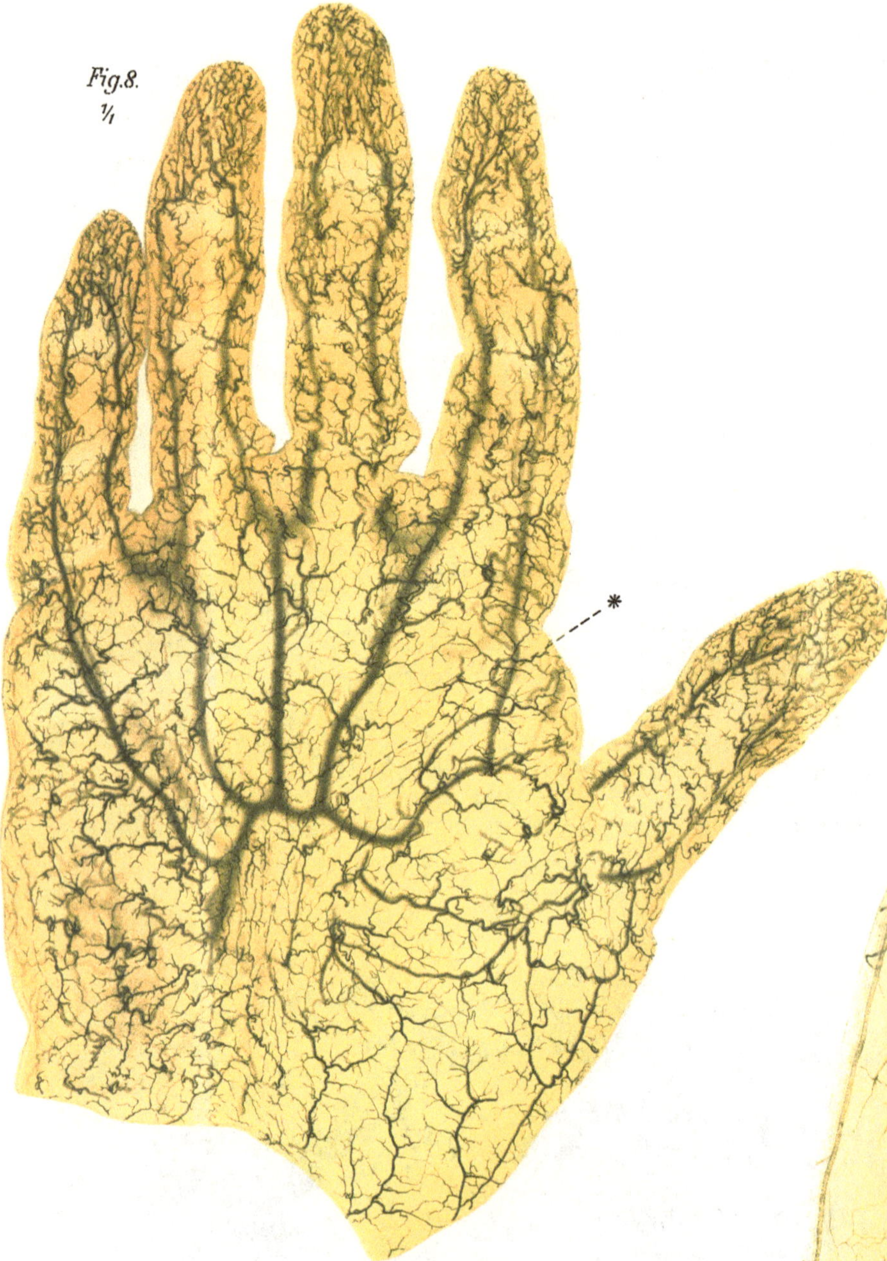

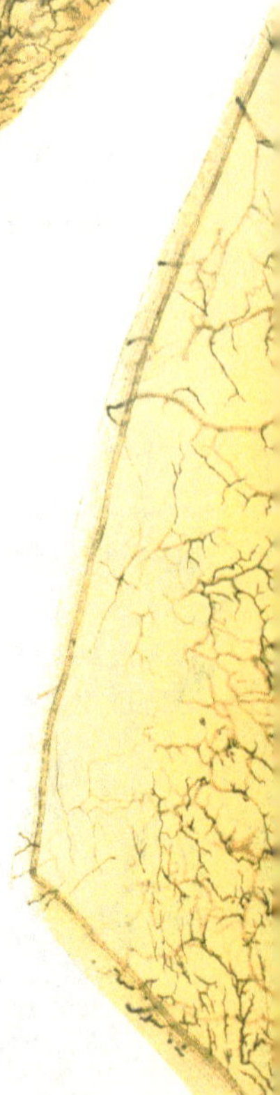

H. Becker gez.

Veit & Comp. Leipzig.

Fig. 9
1/1

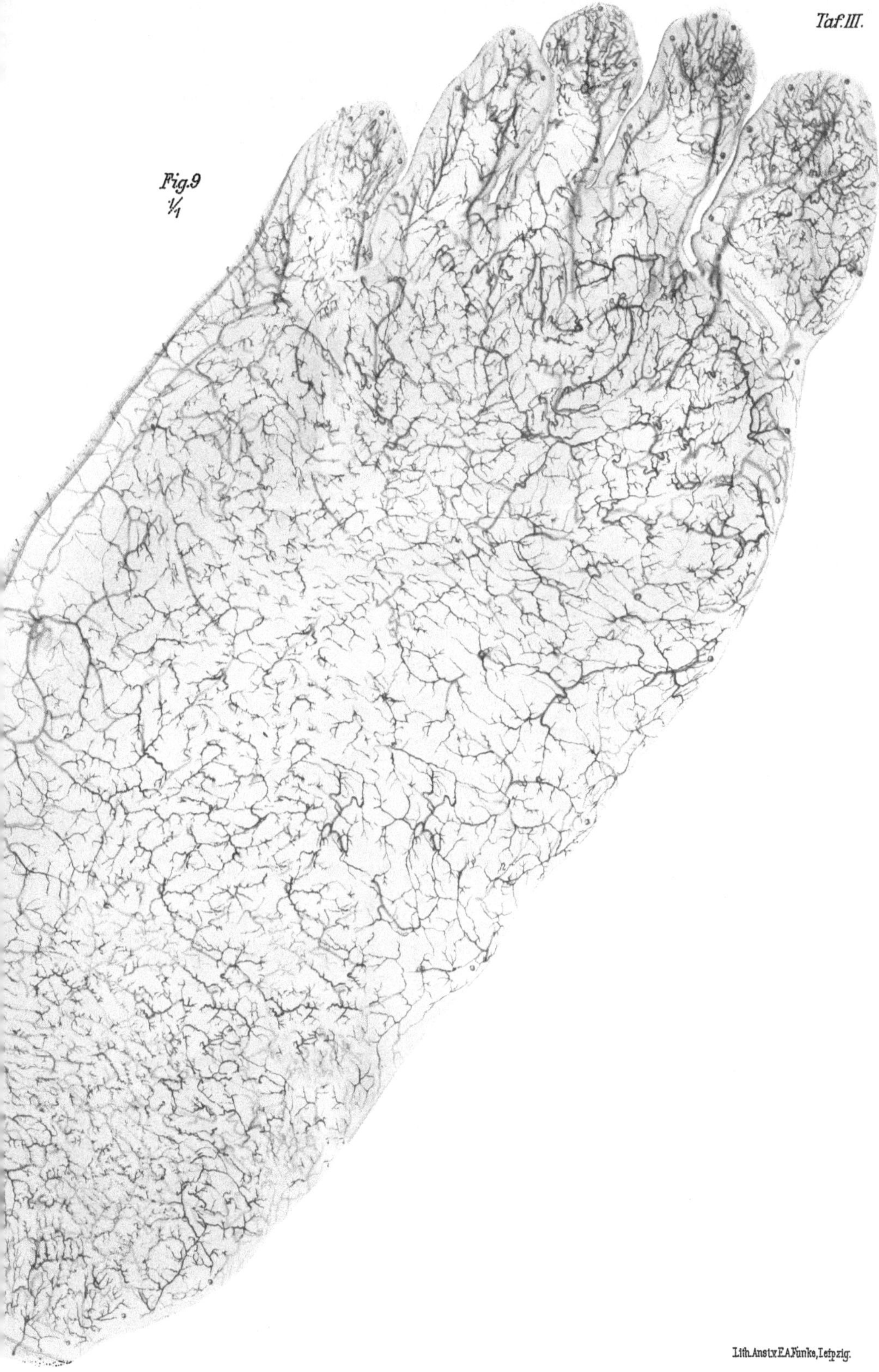

Lith. Anst. v. E. A. Funke, Leipzig.

Fig. 10.
94/1

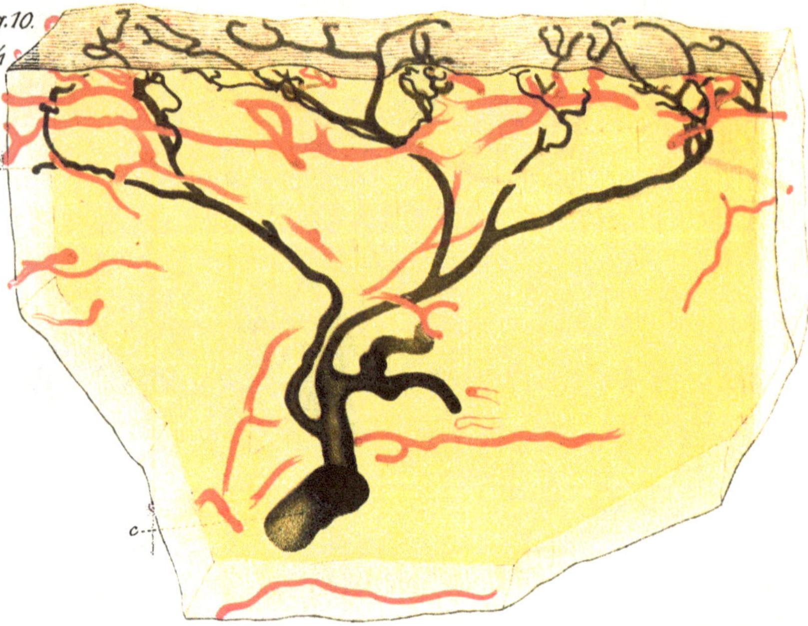

Fig. 11.
62/1

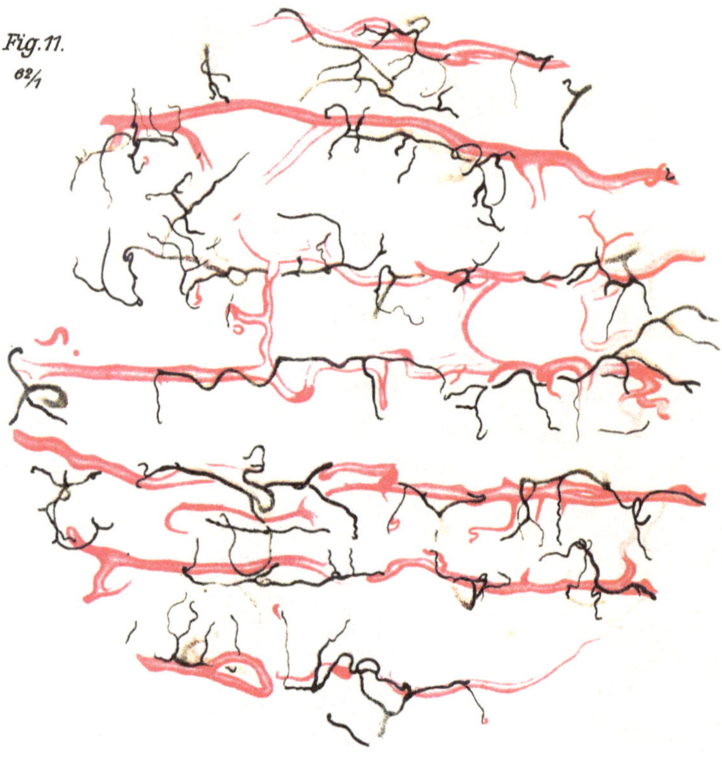

M. Brödel gez.

Verlag Veit & Comp. Leipzig.

Fig. 12.
62/1

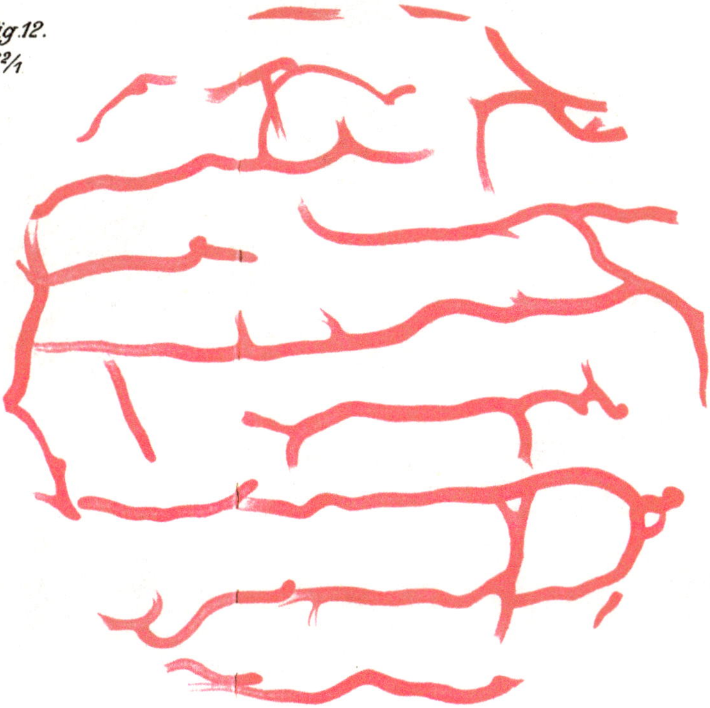

Fig. 13.
62/1

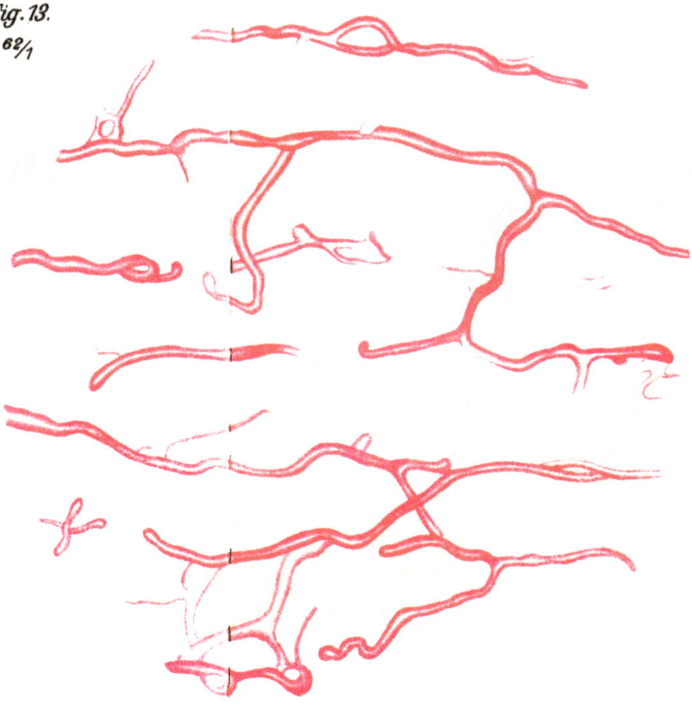

Lith. Anst. v. E. A. Funke, Leipzig.

Fig. 16.
20/1–25/1

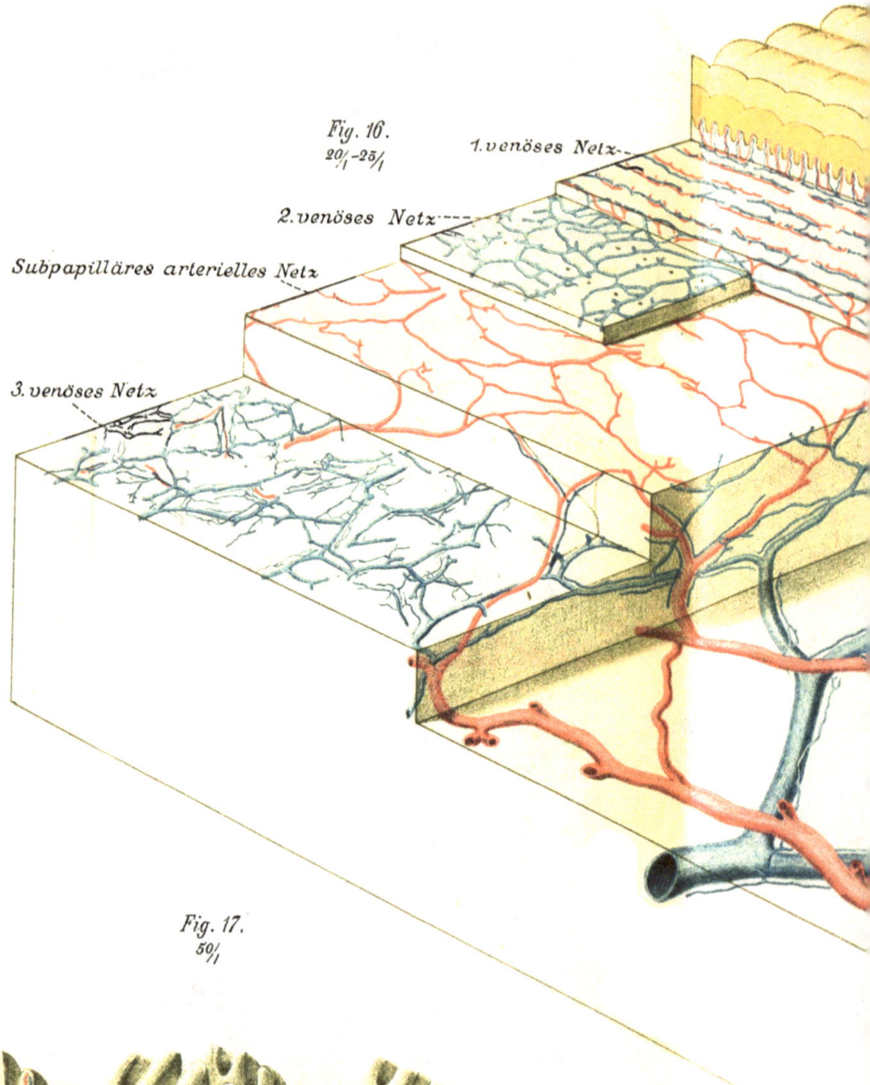

Fig. 17.
50/1

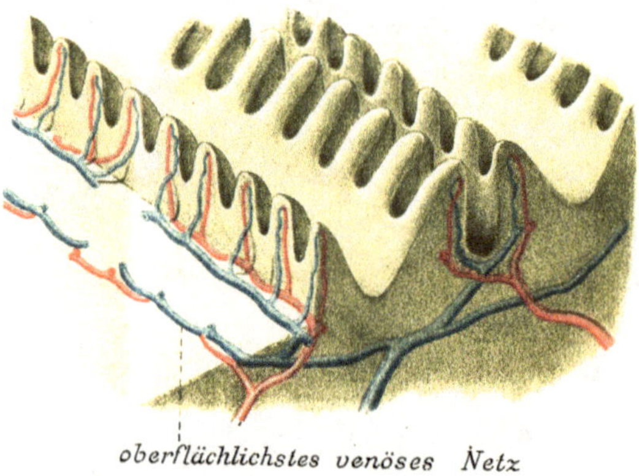

H. Becker del.

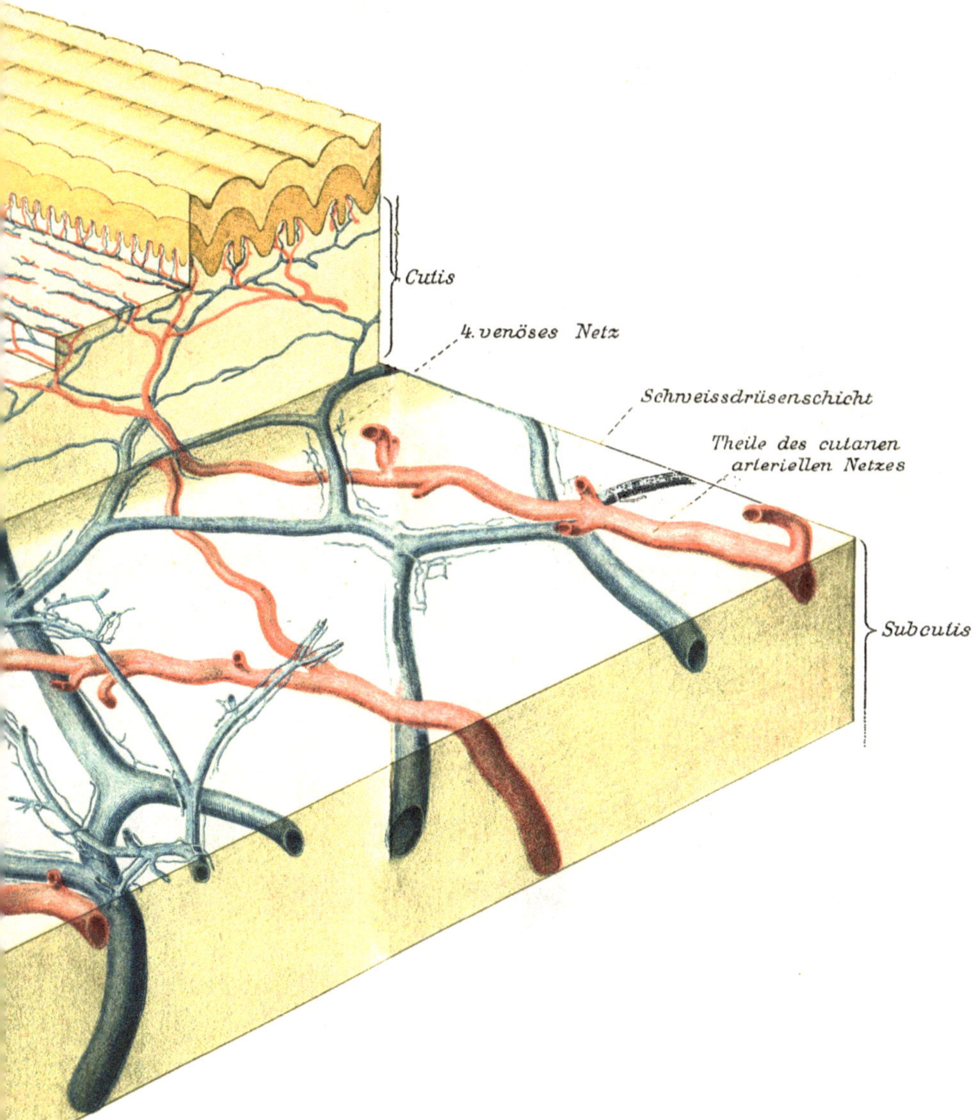

Verlag Veit & Comp. Leipzig.

Lith. Anst. v. E. A. Funke, Leipzig.

Fig. 20
1/1

Ai.

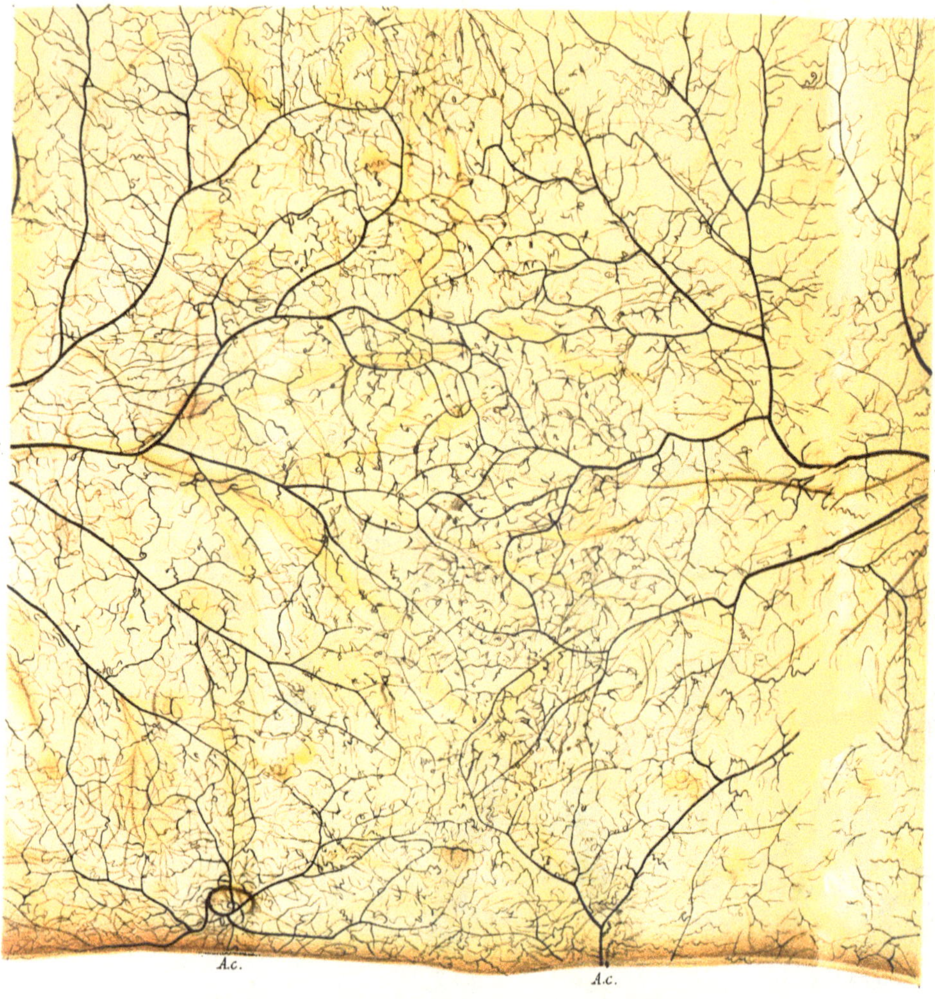

Ai.

A.c. A.c.

Fig. 21.
4/1

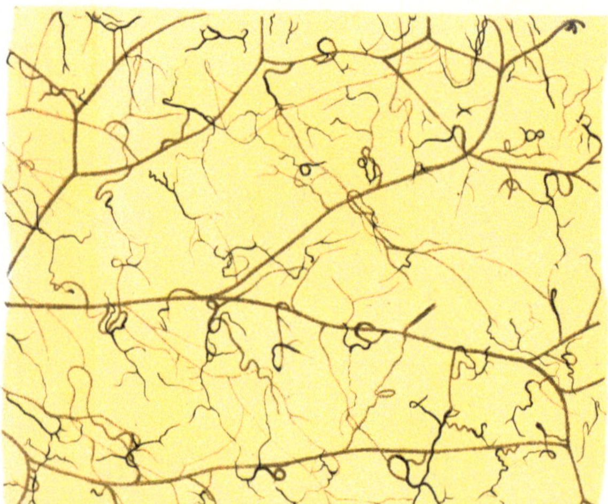

M. Brödel gez.

Fig. 19.
1/1

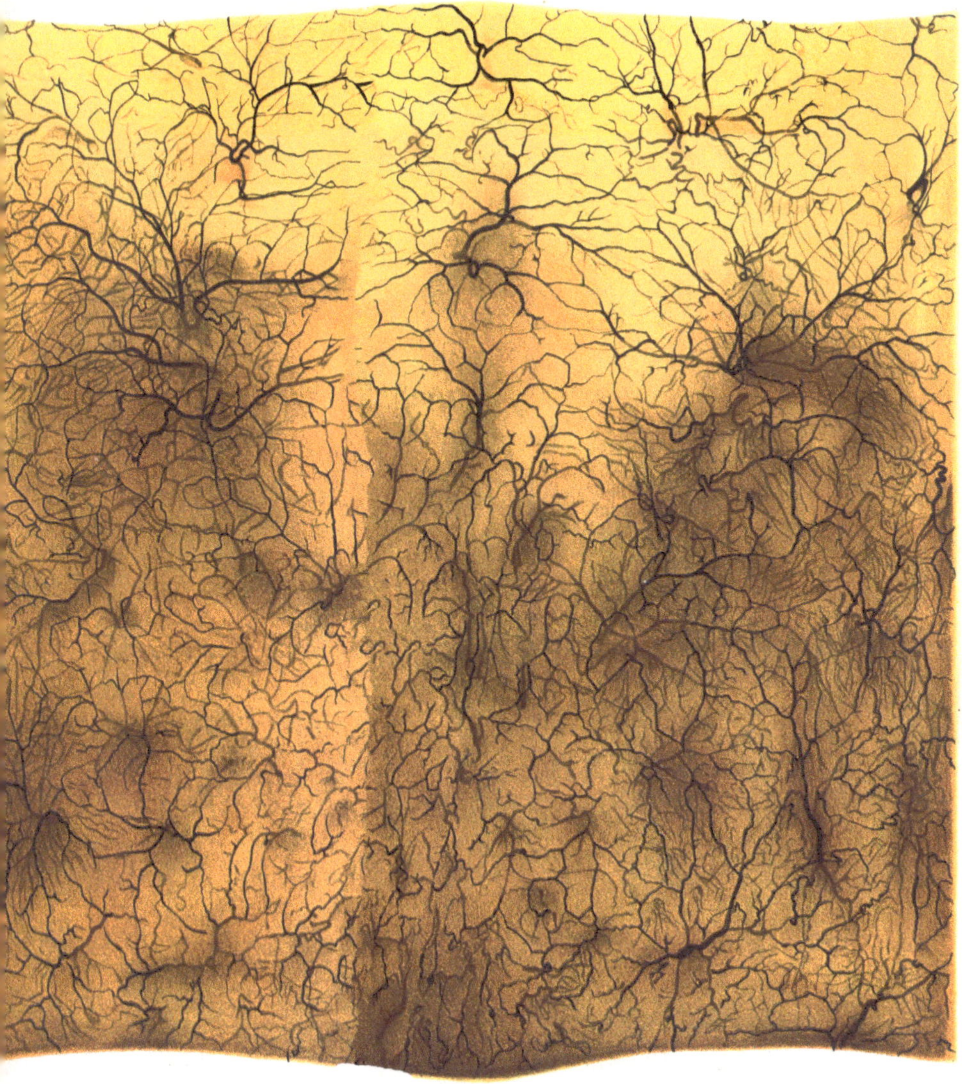

Verlag Veit & Comp. Leipzig.

Lith. Anst. v. E. A. Funke, Leipzig.

Druck von Metzger & Wittig in Leipzig.

FSC
www.fsc.org
MIX
Papier | Fördert gute Waldnutzung
FSC® C083411

Zeitfracht Medien GmbH
Ferdinand-Jühlke-Straße 7
99095 Erfurt, Deutschland
produktsicherheit@kolibri360.de